**MANUAL PRÁTICO DE
PESQUISA
CIENTÍFICA**

MANUAL PRÁTICO DE PESQUISA CIENTÍFICA
Da Graduação à Pós-Graduação

Josemberg Marins Campos
Presidente da Sociedade Brasileira de Cirurgia Bariátrica e Metabólica – SBCBM
Mestre e Doutor em Cirurgia – UFPE
Professor Adjunto do Departamento de Cirurgia – CCS/UFPE
Preceptor do Serviço de Cirurgia Geral do Hospital das Clínicas – UFPE
Vice-Coordenador da Pós-Graduação em Cirurgia CCS/UFPE
Membro Titular do CBC, CBCD, SBCBM e da IFSO
Coordenador do Grupo de Pesquisa em Obesidade e Cirurgia Metabólica – UFPE/CNPq

Lyz Bezerra Silva
Mestranda do Programa de Pós-Graduação em Cirurgia – UFPE
Coordenadora do Grupo de Pesquisa em Obesidade e Cirurgia Metabólica – UFPE/CNPq
Professora Substituta do Departamento de Cirurgia – UFPE
Membro Associado da SBCBM
Intercâmbio em Informática Médica e Pesquisa Científica – *University of Texas* e *Duke University*, EUA
Residência Médica em Cirurgia Geral no Hospital Agamenon Magalhães – PE

Elias Jirjoss Ilias
Mestre e Doutor em Medicina pela Faculdade de Ciências Médicas da
Santa Casa de São Paulo – FCMSCSP
Professor do Departamento de Cirurgia – FCMSCSP
Membro do Comitê Assessor – FCMSCSP
Membro Titular do Colégio Brasileiro de Cirurgiões – CBC
Membro Titular da SBCBM

Álvaro Antônio Bandeira Ferraz
Mestre e Doutor pela Universidade Federal de Pernambuco – UFPE
Professor-Associado do Departamento de Cirurgia – UFPE
Professor Livre-Docente da Universidade de São Paulo – Ribeirão Preto
Chefe do Serviço de Cirurgia Geral do Hospital das Clínicas – UFPE
Coordenador da Pós-Graduação em Cirurgia – CCS/UFPE
Especialização em Infecção em Cirurgia na Universidade de Wisconsin, EUA
Membro Titular do CBC, CBCD, SBCBM e da IFSO
Membro do American College of Surgeons – ACS
Pós-Doutorado na Universidade de Miami, EUA
Pesquisador Nível 2 do CNPq

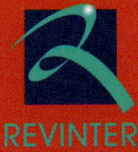
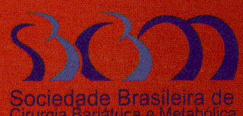

Manual Prático de Pesquisa Científica – Da Graduação à Pós-Graduação
Copyright © 2016 by Livraria e Editora Revinter Ltda.

ISBN 978-85-372-0666-9

Todos os direitos reservados.
É expressamente proibida a reprodução
deste livro, no seu todo ou em parte,
por quaisquer meios, sem o consentimento,
por escrito, da Editora.

Contato com os autores:
JOSEMBERG CAMPOS
josembergcampos@gmail.com

CIP-BRASIL. CATALOGAÇÃO NA PUBLICAÇÃO
SINDICATO NACIONAL DOS EDITORES DE LIVROS, RJ

C213m

    Campos, Josemberg
    Manual prático de pesquisa científica – da graduação à pós-graduação/Josemberg Campos, Álvaro Ferraz. – 1. ed. – Rio de Janeiro: Revinter, 2016.
    il.

    Inclui bibliografia e índice
    ISBN 978-85-372-0666-9

    1. Ciências médicas – Pesquisa. 2. Cirurgia geral. I. Ferraz, Álvaro. II. Título.

15-26502   CDD: 616
                                            CDU: 616

A precisão das indicações, as reações adversas e as relações de dosagem para as drogas citadas nesta obra podem sofrer alterações.
Solicitamos que o leitor reveja a farmacologia dos medicamentos aqui mencionados.
A responsabilidade civil e criminal, perante terceiros e perante a Editora Revinter, sobre o conteúdo total desta obra, incluindo as ilustrações e autorizações/créditos correspondentes, é do(s) autor(es) da mesma.

Livraria e Editora REVINTER Ltda.
Rua do Matoso, 170 – Tijuca
20270-135 – Rio de Janeiro – RJ
Tel.: (21) 2563-9700 – Fax: (21) 2563-9701
livraria@revinter.com.br – www.revinter.com.br

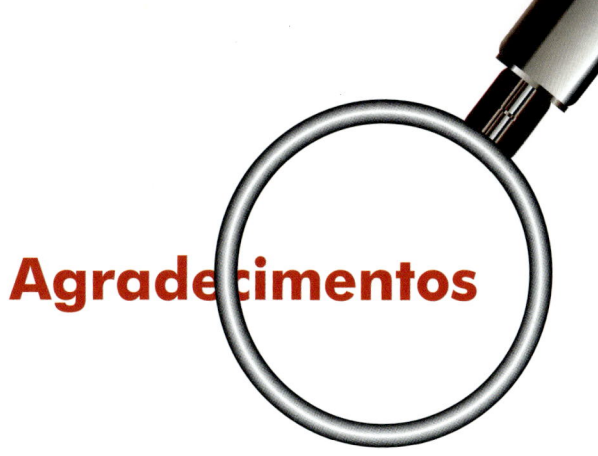

Agradecimentos

A Sociedade Brasileira de Cirurgia Bariátrica e Metabólica (SBCBM) foi fundada em 1996. Desde então, os seus dirigentes vêm estimulando a boa prática médica, além de incentivar o aprimoramento profissional e técnico da especialidade.

Atualmente, esta entidade possui 1.652 membros, sendo a segunda maior Sociedade de Cirurgia Bariátrica do Mundo, e assim tem um papel fundamental no desenvolvimento científico nesta área.

A Diretoria atual vem incentivando a pesquisa e a atividade científica e este Manual foi criado para ajudar as equipes de cirurgia bariátrica que desejam iniciar ou aprimorar a sua atuação acadêmica.

Assim, agradecemos aos dirigentes da SBCBM pelo apoio à elaboração e publicação desta obra literária, especialmente os Drs. Arthur Belarmino Garrido Junior, Edmundo Machado Ferraz, Fernando Luiz Barroso, João Batista Marchesini, Luiz Vicente Berti, Thomas Szego, Ricardo Cohen e Almino Cardoso Ramos.

Os Autores

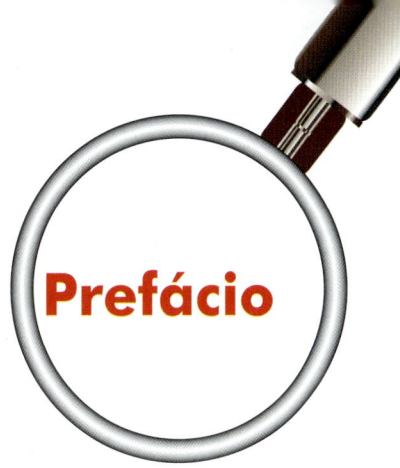

Prefácio

O Brasil está entre os cinco países com maior prevalência de obesidade e isto vem aumentando o número de operações bariátricas em nosso País, que é superado apenas pelos EUA e pelo Canadá. Conforme a Federação Internacional de Cirurgia da Obesidade e Doenças Metabólicas (IFSO), em 2013, foram realizados mais de 450 mil procedimentos bariátricos no mundo, dos quais cerca de 80 mil no nosso País. Este cenário trouxe o surgimento de algumas revistas científicas especializadas em obesidade e cirurgia bariátrica e metabólica, com crescente número de publicações, sendo que, entre os 100 artigos mais citados nesta área, a maioria deles foi originada dos EUA, Canadá e Austrália.

O Brasil, embora esteja entre os dez países que mais publicam sobre o assunto, tem enorme potencial de aumentar a produção científica envolvendo estes temas, seguindo o rumo de países desenvolvidos. Isto poderia contribuir para aumentar a eficácia e a segurança dos procedimentos bariátricos, beneficiando pacientes e profissionais de saúde. Para alcançar esta meta, faz-se necessário o aumento do estímulo e a criação de condições que facilitem o acesso e o interesse em pesquisa. Assim, este livro foi criado com o objetivo de estimular a expansão do nível de enfoque científico e divulgação da grande experiência dos profissionais brasileiros ligados à cirurgia bariátrica.

Esta obra literária contém 24 capítulos que incluem desde temas básicos, como escrita inicial de projetos, até áreas mais avançadas, como revisão sistemática, escrita, publicação de artigos científicos e edição de vídeos e imagens. O intuito é de que seja um instrumento para a capacitação e reciclagem dos membros da SBCBM, impulsionando a pesquisa científica das equipes que atuam no País.

Prefácio

Este Manual também apresenta um *link* para acessar aulas sobre atividade científica, instrumentos para que os leitores possam fazer apresentações em suas equipes de cirurgia bariátrica ou em ambientes de ensino. A replicação e difusão do conhecimento básico e avançado viabilizam a criação de grupos de pesquisa e o aumento do índice de publicação científica neste campo do conhecimento, projetando cada vez mais o Brasil como um dos países pioneiros em cirurgia bariátrica.

Desejo boa leitura e sucesso na realização de atividade científica bariátrica.

Arthur Belarmino Garrido Junior
Professor-Associado Livre-Docente da
Faculdade de Medicina da USP
Ex-Presidente e Fundador da SBCBM
Ex-Presidente da IFSO

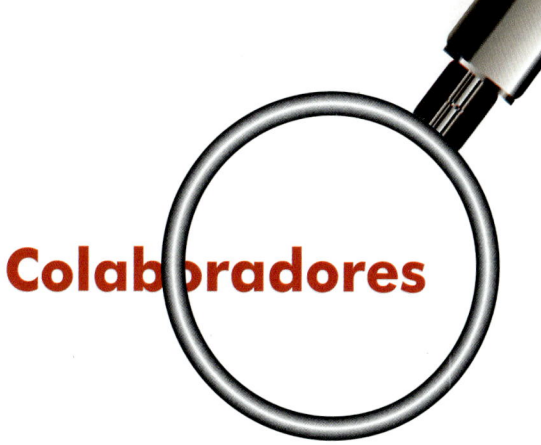

Colaboradores

Abdon Xavier Pacurucu Merchan
Médico pela Facultad de Medicina de la Universidad Católica de Cuenca – Equador
Estagiário Estrangeiro da Pós-Graduação em Cirurgia – UFPE

Alessandra Mitsuko B. C. Akamine
Psicóloga do Ambulatório de Cirurgia Bariátrica da Santa Casa de São Paulo
Especialista em Psicologia Hospitalar e Transtornos Alimentares e Obesidade

Alessandra Ramos Castanha
Mestrado em Psicologia Social pela Universidade Federal da Paraíba – UFPB
Doutorado em Psicologia pela Universidade de São Paulo – USP
Professora Adjunta da Universidade Federal de Pernambuco – UFPE

Alessandro Henrique da Silva Santos
Mestrado em Biometria e Estatística Aplicada pela Universidade Federal Rural de Pernambuco – UFRPE
Professor de Estatística do Departamento de Enfermagem – UFPE

Almino Cardoso Ramos
Mestrado em Cirurgia pela Universidade Estadual de Campinas – UNICAMP
Ex-Presidente da Sociedade Brasileira de Cirurgia Bariátrica e Metabólica – SBCBM
Diretor da Gastro Obeso Center São Paulo – SP

Colaboradores

Amador García Ruiz Gordejuela
Cirurgião da Unitat de Cirurgia Bariatrica y Metabólica –
Hospital Universitari de Bellvitge – Barcelona, Espanha
Doutorado em Cirurgia
Especialista em Estatística
Membro da IFSO – International Federation of Surgery of the Obesity
Bariatric Surgeon at Orlando Health
Assistant Professor of Surgery at UCF

André Teixeira
Bariatric Surgeon at Orlando Health
Assistant Professor of Surgery at UCF

Antônio Carlos Valezi
Mestrado e Doutorado em Medicina – FCMSCSP
Livre-Docente de Clínica Cirúrgica – FCMSCSP
Professor-Associado do Departamento de Cirurgia da
Universidade Estadual de Londrina, PR
Membro da Diretoria – SBCBM

Antônio Moreira
Aluno do Doutorado da Pós-Graduação em Cirurgia da UFPE
Mestrado em Cirurgia pela Escola Paulista de Medicina – SP
Membro Titular e Especialista pelo Colégio Brasileiro de Cirurgia Digestiva (CBCD) e da Sociedade Brasileira de Endoscopia Digestiva (SOBED)
Professor de Clínica Cirúrgica da FACID

Arthur Cesário de Holanda
Bolsista do CNPQ – Grupo de Pesquisa – SCG – UFPE

Bruno Duarte Silva
Médico – UFPE
Médico do Grupo de Pesquisa – SCG – UFPE

Bruno Leandro de Melo Barreto
Educador Físico – UNINASSAU – PE
Especialista em Saúde Pública – STELLA MARIS – CE
Especialista em Oncologia Multidisciplinar – FPS – PE
Mestrado em Saúde Pública – UNINTER – ASSUNÇÃO – PY
Mestrando no Programa de Pós-Graduação em Cirurgia – UFPE
Membro da Comissão de Saúde do CREF 12
Membro Coesas – SBCBM

Colaboradores

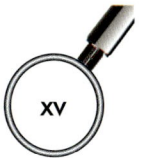

Patrícia Colombo de Souza
Doutorado em Nutrição pela Universidade Federal de São Paulo – UNIFESP
Coordenadora do Mestrado em Ciências da Saúde da
Universidade de Santo Amaro – UNISA

Patrícia Souza de Paula
Médica pela Universidade Federal de Pernambuco
Médica do Grupo de Pesquisa – UFPE/CNPq

Rafael Fernandes Coêlho
Médico Membro do NUPEC/HC – UFPE
Intercâmbio em Informática Médica e Pesquisa Científica –
University of Texas e Duke University, EUA

Raul Brandão
Bolsista do Grupo de Pesquisa – UFPE/CNPq

Rebeca Costa Barbosa
Bolsista do Grupo de Pesquisa – UFPE/CNPq

Rena C. Moon
Director on Bariatric Research
Senior Research Associate at Orlando Health
Membro da IFSO

Rodrigo Pessoa Cavalcanti Lira
Doutorado em Ciências Médicas – UNICAMP
Professor da Pós-Graduação de Ciências Médicas – UNICAMP
Professor Adjunto – UFPE

Rosana Maria Resende Lacerda
Psicóloga pela Faculdade Pernambucana de Saúde – FPS
Especialista em Psicologia Hospitalar, Cuidados Paliativos e Clínica – FPS

Silvia Leite Campos Martins Faria
Mestrado em Nutrição Humana pela Universidade de Brasília – UNB
Nutricionista da Gastrocirurgia e da Gastronutrição Nutrição Bariátrica
Doutoranda do Programa de Pós-Graduação em Nutrição Humana – UNB

Tatiana Alvarez
Mestrado em Ciências da Saúde – UNIFESP

Tayrine Ordonio Filgueira
Bolsista do Grupo de Pesquisa – UFPE/CNPq

Vinícius Gueiros Buenos Aires
Bolsista do Grupo de Pesquisa – UFPE/CNPq

Vivek Kumbhari
Assistant Professor
Division of Medicine, Department of Gastroenterology and Hepatology
Johns Hopkins Medical Institutions

Wilson Rodrigues de Freitas Junior
Mestrado e Professor do Departamento de Cirurgia da
Santa Casa de São Paulo
Membro Titular do CBC e da SBCBM

Wilson Salgado Jr.
Doutorado em Medicina pela Faculdade de Medicina de Ribeirão Preto – USP
Livre-Docência – USP
Professor do Departamento de Cirurgia da Faculdade de Medicina de
Ribeirão Preto – USP

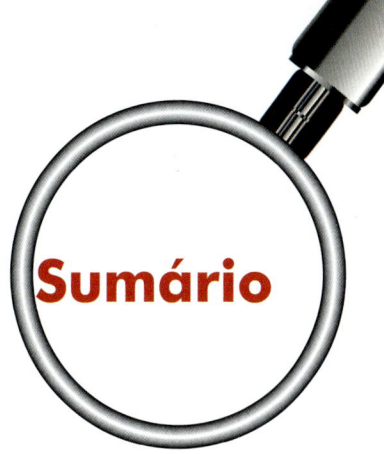

Sumário

Pranchas em *Cores*, xxi

MÓDULO 1

1. Importância da Pesquisa e da Iniciação Científica. 1
Elias Jirjoss Ilias ♦ Lyz Bezerra Silva ♦ Josemberg Marins Campos
Álvaro Antônio Bandeira Ferraz

2. Tipos de Estudos Científicos 3
Josemberg Marins Campos ♦ Arthur Cesário de Holanda ♦ Carmen Neves Benedetti
Cinthia Barbosa de Andrade ♦ Álvaro Antônio Bandeira Ferraz

3. Elaboração de Projeto de Pesquisa 13
Cláudio Corá Mottin ♦ Jamile Meneses ♦ Marcos Vinícius Ribeiro dos Santos
Luiz Vicente Franco de Oliveira ♦ Wilson Rodrigues de Freitas Junior

4. Busca de Artigos Científicos em Bases de Dados 19
Lyz Bezerra Silva ♦ Antônio Moreira ♦ Fernanda Barbosa de Andrade
Rebeca Costa Barbosa ♦ Alessandra Mitsuko B. C. Akamine

5. Revisão da Literatura e Artigo de Revisão 25
Josemberg Marins Campos ♦ Alessandra Ramos Castanha
Christiane Ramos Castanha ♦ Gabriela Calado Silva ♦ Lyz Bezerra Silva

MÓDULO 2

6. Linguagem Científica. 33
Josemberg Marins Campos ♦ Alessandra Ramos Castanha ♦ Rosana Maria Resende Lacerda
Marília Agostinho de Lima Gomes ♦ Silvia Leite Campos Martins Faria

7. Escrita de Tese e Dissertação. 39
Álvaro Antônio Bandeira Ferraz ♦ Helga Wahnon Alhinho ♦ Murilo Vieira de Miranda
Fábio Rodrigues Thuler ♦ Maíra Danielle Gomes de Souza

Sumário

8. Escrita de Artigo Científico 51
Amador García Ruiz Gordejuela ♦ Helga Wahnon Alhinho ♦ Milton Ignácio Carvalho Tube
Natália de Oliveira Menezes ♦ Rena C. Moon

9. Revisão Sistemática e Metanálise 59
Lyz Bezerra Silva ♦ Bruno Leandro de Melo Barreto ♦ Marília Batista
Fernanda Barbosa de Andrade ♦ Carlos Alberto Malheiros

10. Gerenciamento de Referências Bibliográficas 67
Rafael Fernandes Coêlho ♦ Lyz Bezerra Silva ♦ Patrícia Souza de Paula
Eduardo Godoy ♦ Josemberg Marins Campos

11. Submissão de Trabalho Científico em Congressos 71
Luciana Theodoro ♦ Joana Cristina da Silva ♦ Fernanda Barbosa de Andrade
Raul Brandão ♦ Patrícia Souza de Paula

12. Elaboração de Pôster para Evento Científico 75
Elias Jirjoss Ilias ♦ Cinthia Barbosa de Andrade ♦ Maíra Danielle Gomes de Souza
Jones Silva Lima ♦ Joana Cristina da Silva

13. Submissão de Artigos em Revista Científica 81
Helga Wahnon Alhinho ♦ Joana Cristina da Silva ♦ Tatiana Alvarez
Elaine Costa ♦ Josemberg Marins Campos

14. Recusa de Artigo Científico – O que Fazer? 87
Almino Cardoso Ramos ♦ Cinthia Barbosa de Andrade ♦ Lilian Cardia ♦ Marina Maia de Andrade
Eduardo Godoy ♦ Lyz Bezerra Silva ♦ Osvaldo Malafaia ♦ Vivek Kumbhari

MÓDULO 3

15. Comitê de Ética em Pesquisa 95
Cinthia Barbosa de Andrade ♦ Álvaro Antônio Bandeira Ferraz
Patrícia Colombo de Souza ♦ Maíra Danielle Gomes de Souza
Bruno Duarte Silva ♦ Marcela Abreu Rodrigues

16. Agências de Fomento de Apoio à Pesquisa no Brasil 101
Patrícia Colombo de Souza ♦ Maysa Gabriela Simões Vasconcelos
Josemberg Marins Campos ♦ José Lamartine Aguiar ♦ Antônio Carlos Valezi

17. Projeto de Extensão 109
Maíra Danielle Gomes de Souza ♦ Helga Wahnon Alhinho
Indianara Maria de Barros ♦ Joana Cristina da Silva ♦ Wilson Salgado Jr.

18. Plágio em Pesquisa Científica 115
Bruno Leandro de Melo Barreto ♦ Isabella Cristina Gomes Rodrigues
Helga Wahnon Alhinho ♦ Tayrine Ordonio Filgueira ♦ Álvaro Antônio Bandeira Ferraz

19. Edição de Imagens 121
João Caetano Dallegrave Marchesini ♦ Flávio Coelho Ferreira ♦ Abdon Xavier Pacurucu Merchan
Vinícius Gueiros Buenos Aires ♦ Josemberg Marins Campos

Sumário

20. Captura e Edição de Vídeos 129
Flávio Coelho Ferreira ♦ Gustavo Henrique Patriota Cavalcanti de Albuquerque
Elias Jirjoss Ilias ♦ Gustavo Henrique Ferreira de Mattos ♦ Josemberg Marins Campos

21. Como Elaborar uma Aula 143
Rodrigo Pessoa Cavalcanti Lira ♦ Manoel Galvão Neto ♦ Cinthia Barbosa de Andrade
Lunara Farias de Oliveira Santos ♦ Álvaro Antônio Bandeira Ferraz

22. Como Apresentar uma Aula de Maneira Eficaz 149
Manoel Galvão Neto ♦ Cinthia Barbosa de Andrade ♦ Cecília Gonçalves Bezerra
Helaine Cibelle Tolentino de Souza ♦ Rodrigo Pessoa Cavalcanti Lira

23. Como Montar uma Apresentação em *PowerPoint* 155
Rodrigo Pessoa Cavalcanti Lira ♦ Helga Wahnon Alhinho ♦ Fernanda Barbosa de Andrade
Jhullyany Santos Duarte ♦ Amador García Ruiz Gordejuela

24. Introdução à Análise Estatística dos Dados............................. 165
Amador García Ruiz Gordejuela ♦ Alessandro Henrique da Silva Santos
Maíra Danielle Gomes de Souza ♦ Helga Wahnon Alhinho ♦ André Teixeira

Índice Remissivo 171

Pranchas em Cores

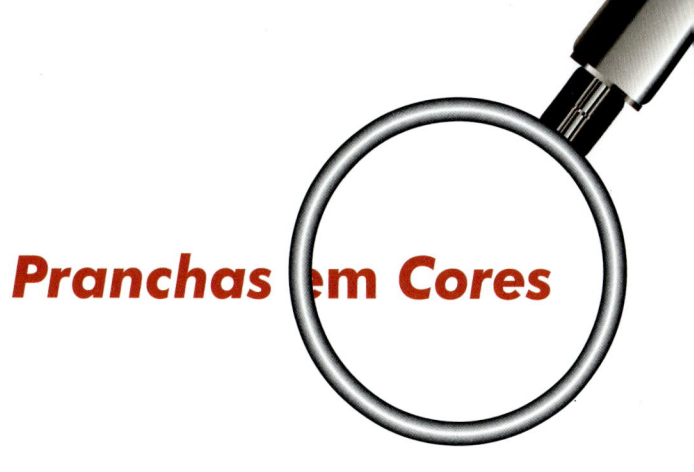

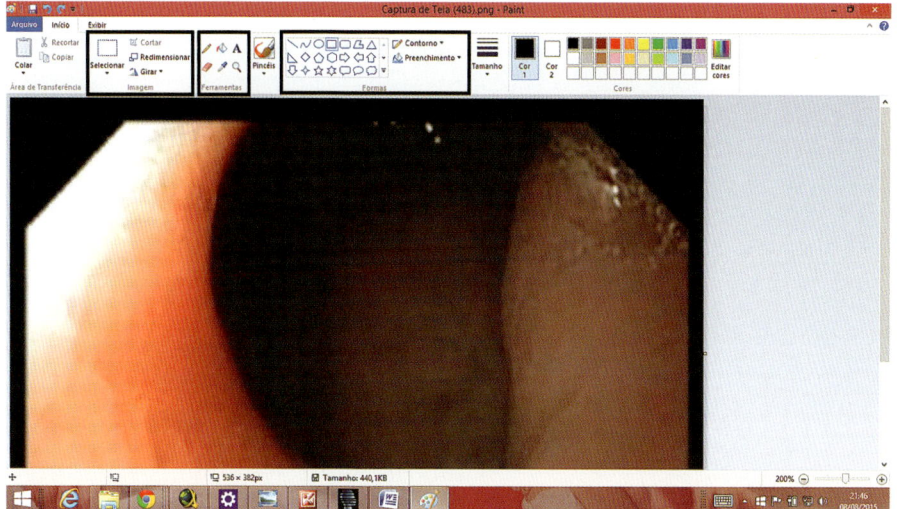

◢ **Fig. 19-1.**

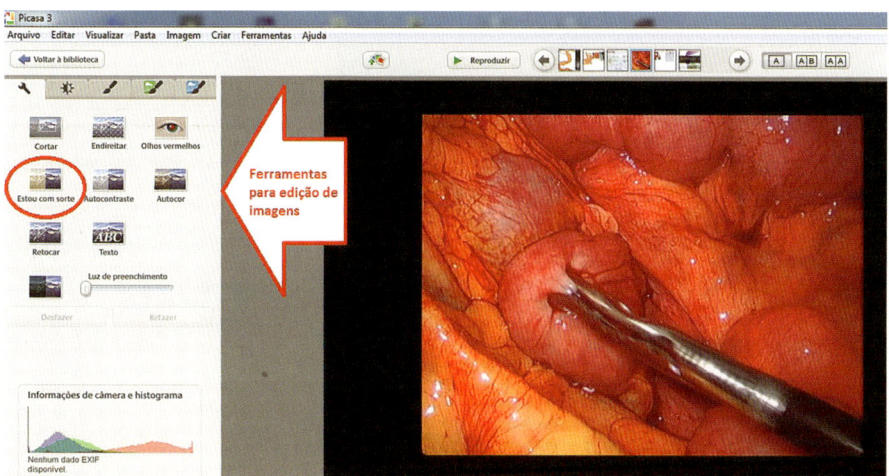

◢ **Fig. 19-2.**

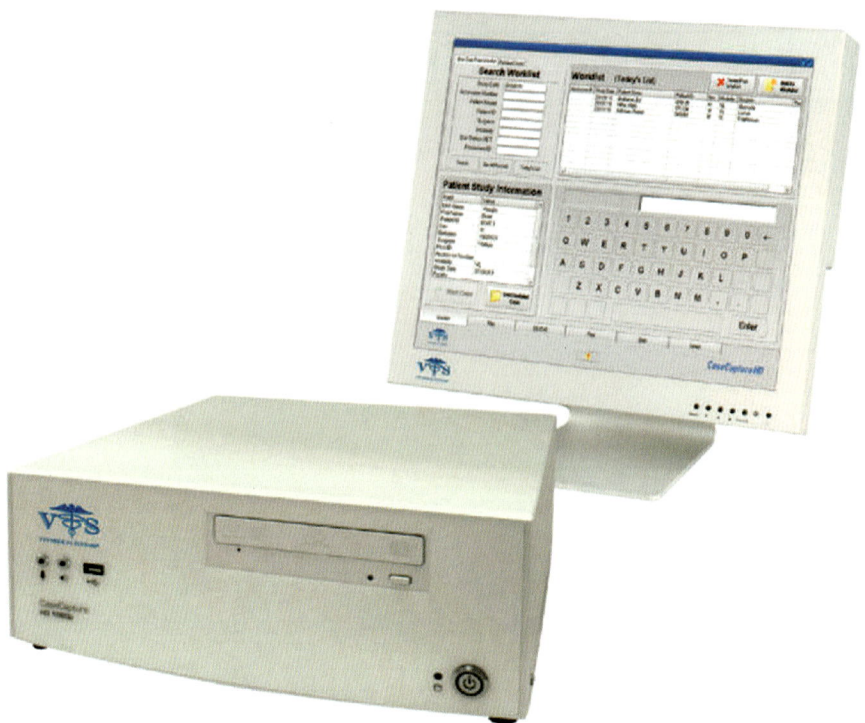

◢ **Fig. 20-2.**

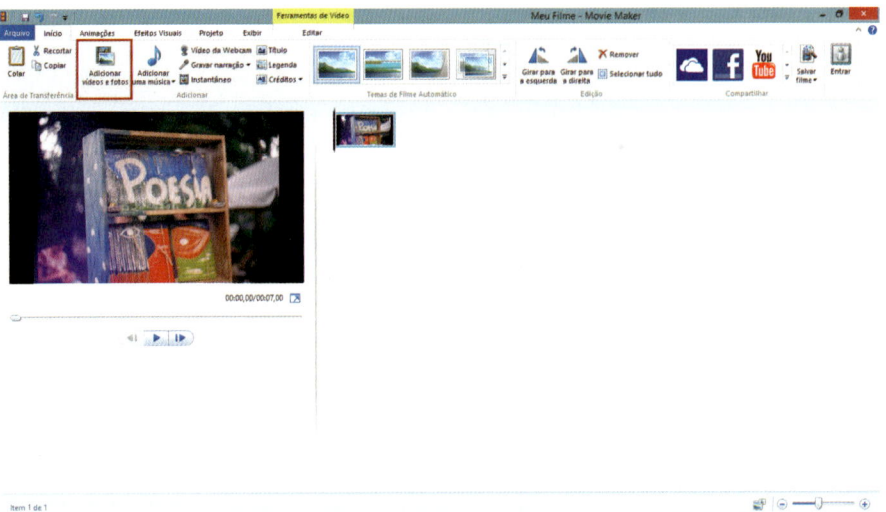

◢ **Fig. 20-5.**

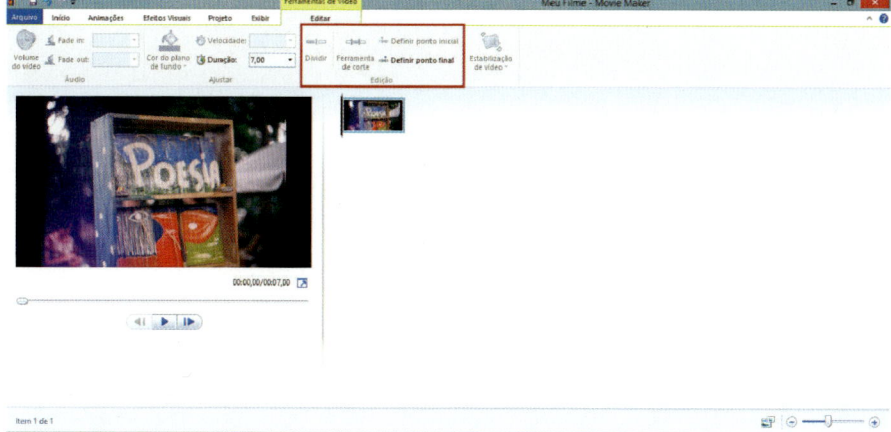

▲ **Fig. 20-6.**

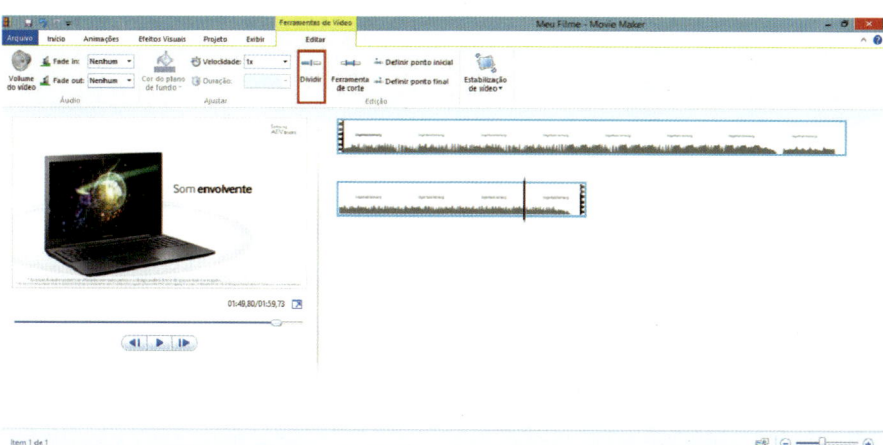

▲ **Fig. 20-7.**

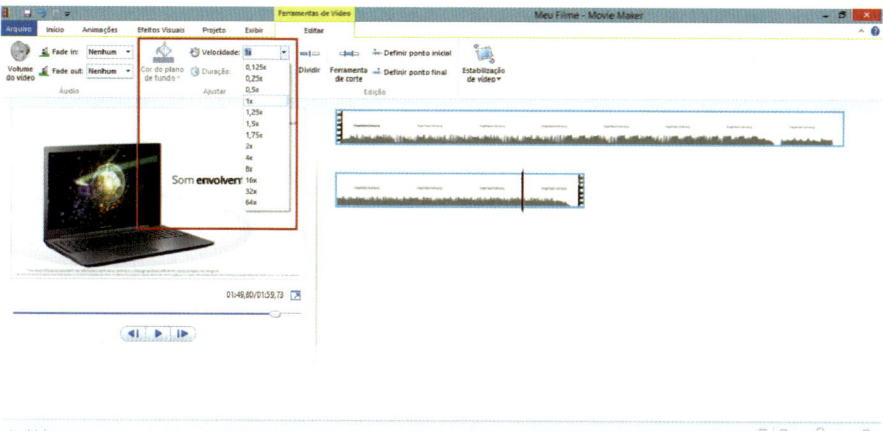

▲ **Fig. 20-8.**

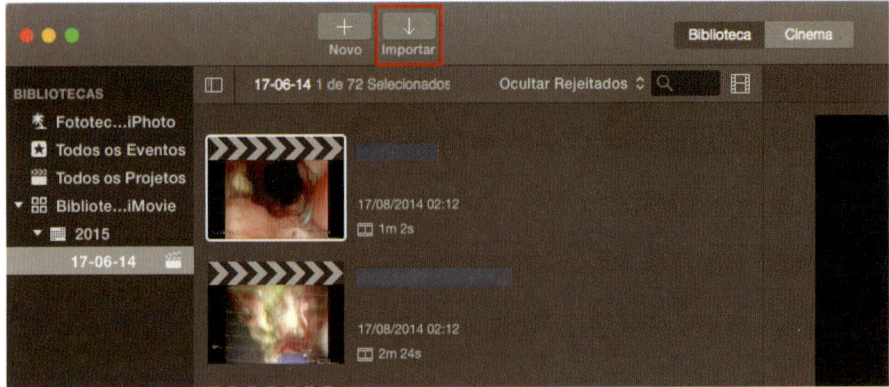

▲ Fig. 20-9.

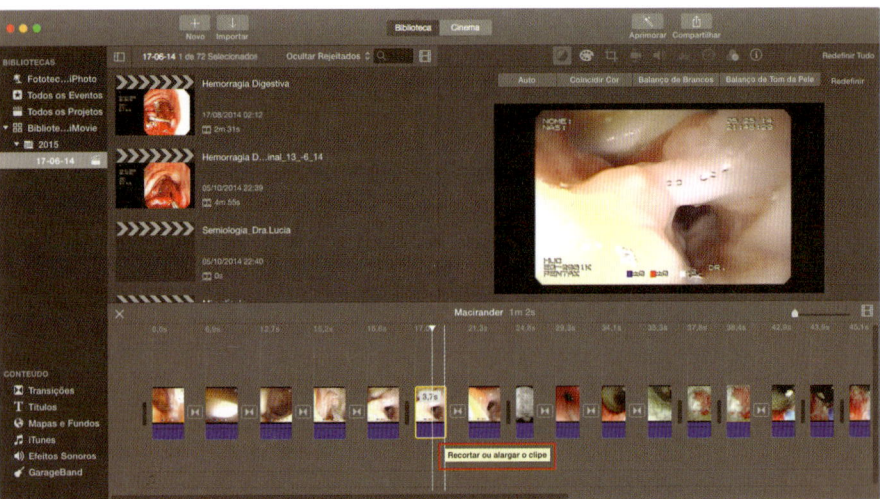

▲ Fig. 20-10.

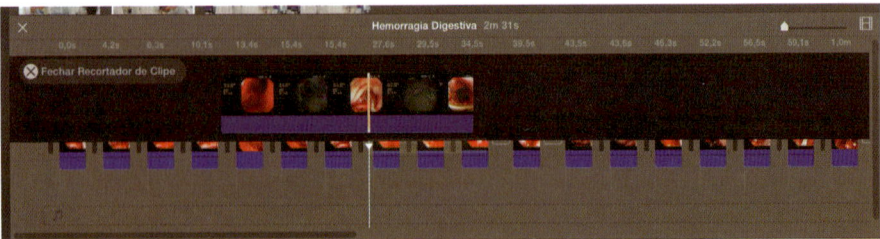

▲ Fig. 20-11.

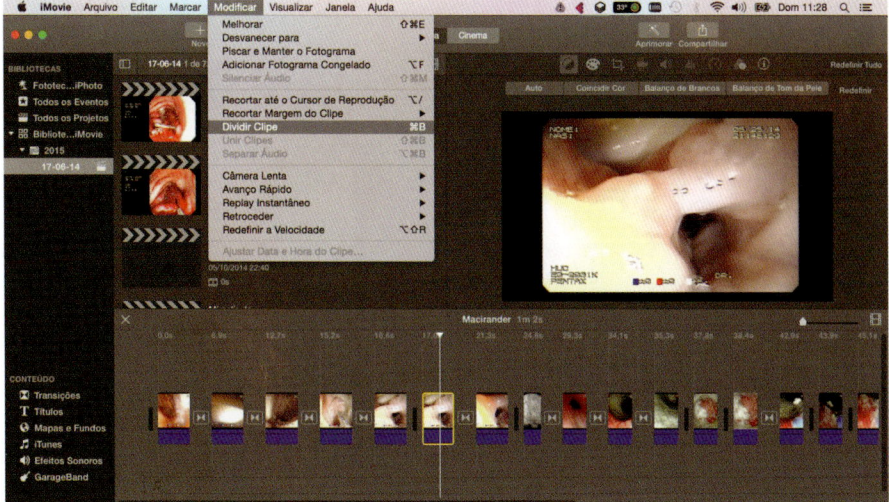

◢ **Fig. 20-12.**

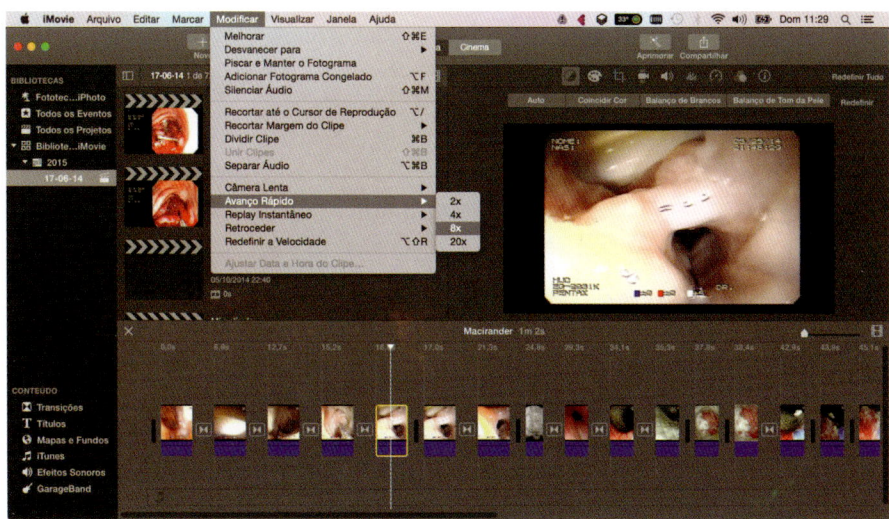

◢ **Fig. 20-13.**

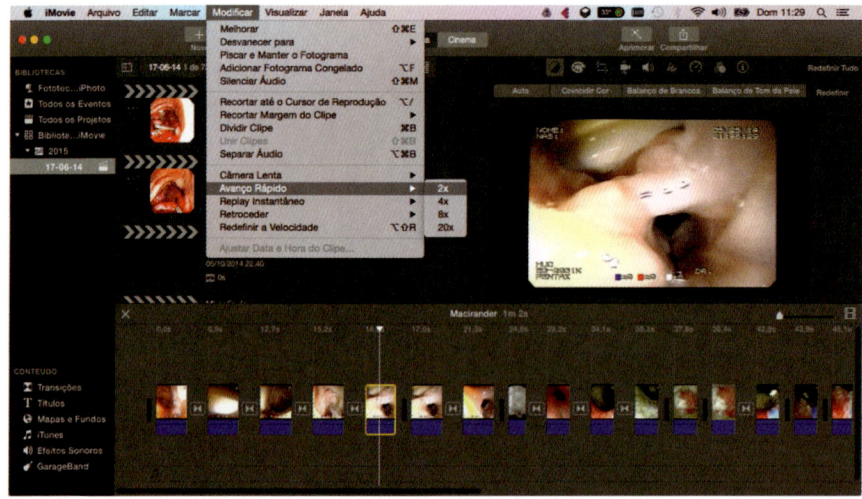

▲ **Fig. 20-14.**

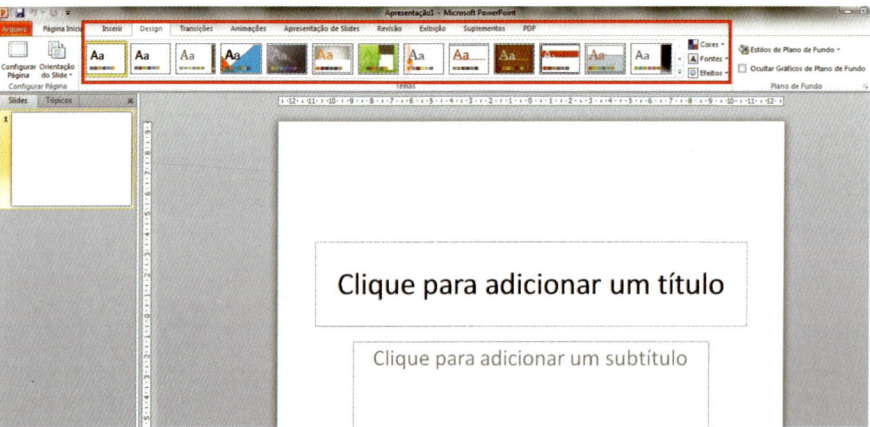

▲ **Fig. 23-1.**

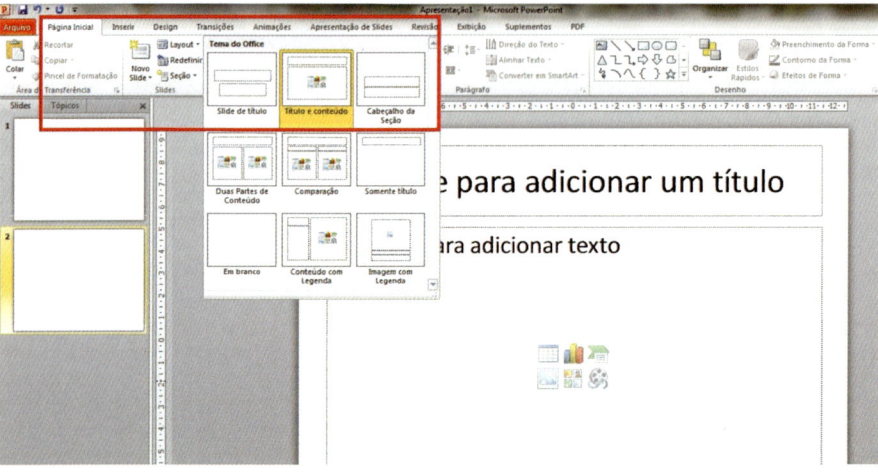

▲ **Fig. 23-2.**

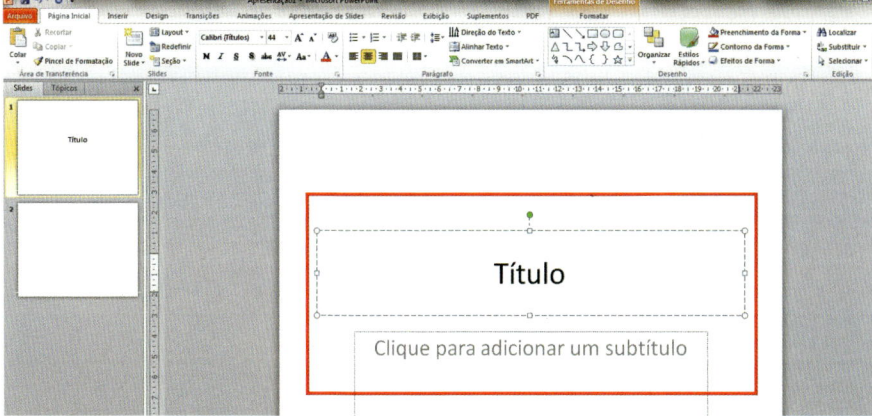

▲ **Fig. 23-3.**

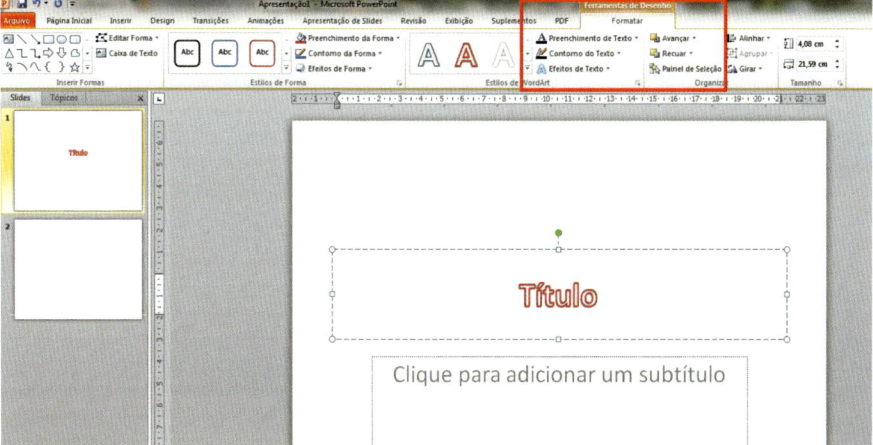

▲ **Fig. 23-4.**

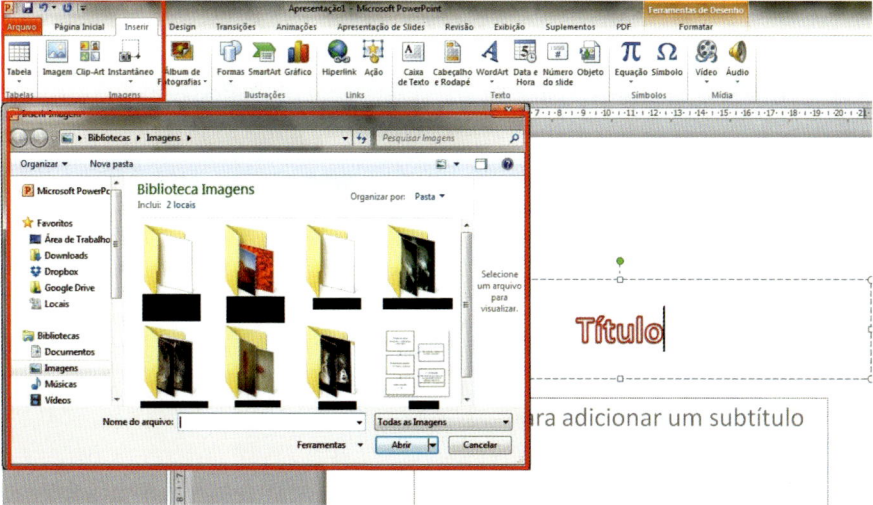

▲ **Fig. 23-5.**

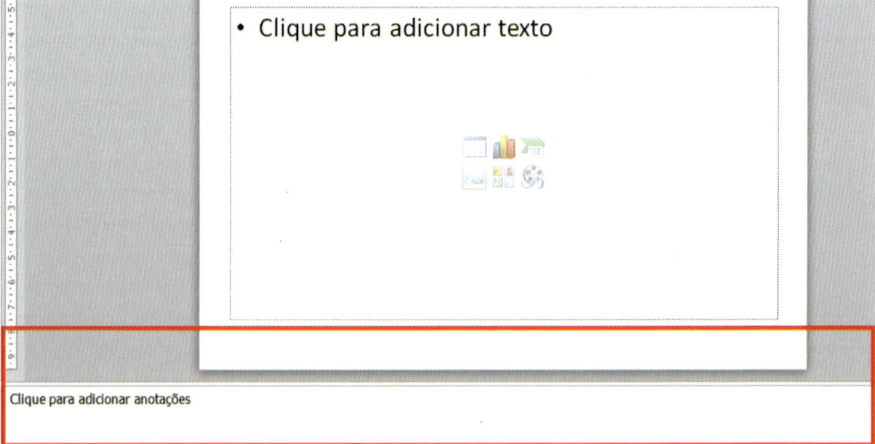

▲ **Fig. 23-6.**

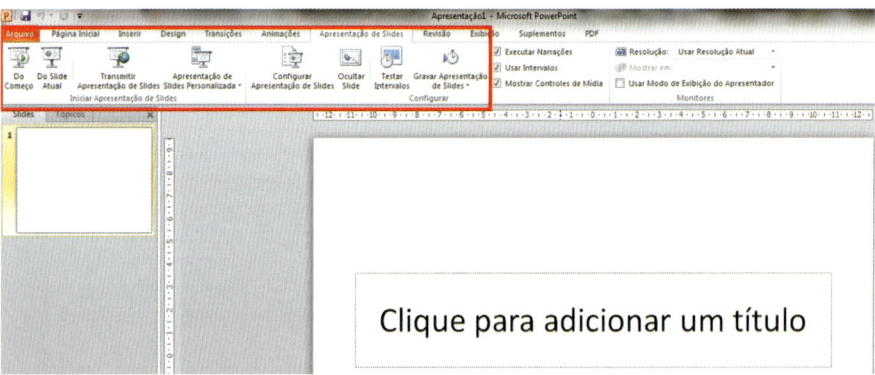

▲ **Fig. 23-7.**

MANUAL PRÁTICO DE
PESQUISA CIENTÍFICA

Importância da Pesquisa e da Iniciação Científica

Capítulo 1

Elias Jirjoss Ilias ♦ Lyz Bezerra Silva ♦ Josemberg Marins Campos
Álvaro Antônio Bandeira Ferraz

Qual a importância da pesquisa, do conhecimento e da iniciação científica nos dias atuais? Por que se dedicar a um trabalho árduo, a adquirir conhecimento através da ciência?

Em primeiro lugar deve-se definir o que é ciência: é sabedoria, é conhecimento que se adquire na prática diária, na observação das coisas e da natureza. A medicina e as profissões afins, como a nutrição, enfermagem, fisioterapia, psicologia e outras, são ciências de observação. Dito isto, o simples atendimento de um paciente é produção de ciência, pela observação dos fatos, análise de sinais e sintomas, levando à aquisição de conhecimento e experiência prática. Então qual seria a finalidade de uma iniciação científica ou pós-graduação?

A iniciação científica, a pós-graduação e a pesquisa fazem com que o indivíduo ordene melhor o conhecimento adquirido. Através delas aprende-se como transformar este conhecimento quase caótico, assimilado na prática diária, em uma forma organizada de pensamento, de maneira a ter um rendimento melhor. A iniciação científica e a pesquisa dão ao indivíduo uma organização, uma metodologia para que a aquisição de conhecimento seja mais rápida, eficiente e confiável. E quando começar a pesquisar? Em que fase da formação? A resposta é que não há idade para isto. Se puder comece nos bancos escolares da graduação, acompanhando professores dedicados e estudiosos. Veja a oportunidade de pesquisar os casos mais raros para uma possível apresentação em um congresso. Em todas as áreas da saúde existem oportunidades para se iniciar uma pesquisa.

A iniciação científica em si é um instrumento que visa a incluir alunos da graduação em contato direto com a atividade científica e engajá-los na pesquisa. A maior parte dos estudantes que participam desta atividade possui pouca ou nenhuma experiência e inicia o seu primeiro contato com a prática científica. Nela, o estudante-pesquisador segue com os seus primeiros passos na pesquisa, como a escrita acadêmica, a apresentação de resultados em eventos, a criação de ideias, o desenvolver de referenciais teóricos, a síntese de observações ou experiências, a elaboração de relatórios, além de outras atividades com o ofício de pesquisador.

Ao adentrar na iniciação científica adquire-se conhecimento de estatística, metodologia, de escrita e desenvolve-se um senso de reconhecimento de qualidade. Podemos citar, como exemplo, o indivíduo que busca um determinado artigo, que precisa saber se este estudo tem qualidade. Através dos conhecimentos adquiridos é possível avaliar um artigo, saber se aquele estudo tem qualidade ou se é confiável.

Com o tempo e a experiência, o profissional será chamado a mostrar resultados aos menos experientes e necessitará saber como fazer essa apresentação, quer através de aula, debate quer de um pôster. Será necessário, então, utilizar o conhecimento adquirido pela iniciação científica e pós-graduação. Portanto, mesmo não almejando se tornar um professor ou cientista, o profissional de saúde necessita de conhecimento de normas científicas em vários momentos de sua carreira. Esta interação com o meio científico leva esse indivíduo a ser um profissional melhor, um ser humano mais completo e, principalmente, uma fonte difusora de conhecimento, formadora de pessoas e um exemplo a ser seguido.

Em suma, a pesquisa científica garante uma série de benefícios ao profissional de saúde: proporciona uma visão de mundo mais ampla; incentiva a participação em eventos e congressos de sua área; ensina, na prática, a lidar com imprevistos; melhora a concentração e a organização; estimula o desenvolvimento do espírito crítico e criatividade e impulsiona a atingir novos horizontes.

Tipos de Estudos Científicos

Capítulo 2

Josemberg Marins Campos ♦ Arthur Cesário de Holanda ♦ Carmen Neves Benedetti
Cinthia Barbosa de Andrade ♦ Álvaro Antônio Bandeira Ferraz

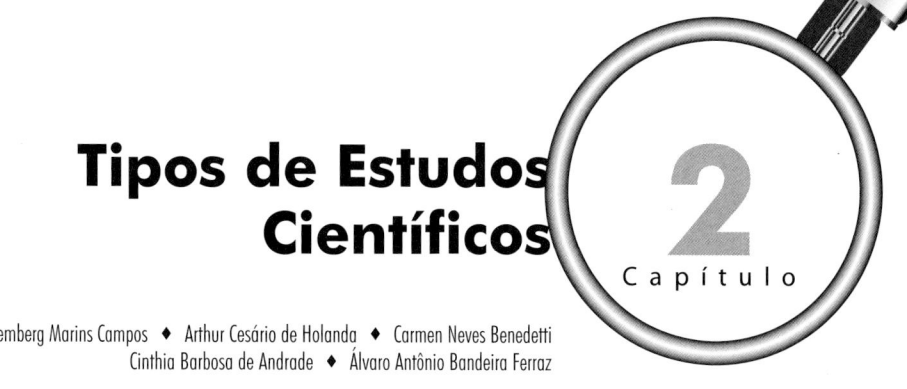

INTRODUÇÃO

Os estudos epidemiológicos constituem métodos eficazes para colher informações adicionais que, geralmente, não estão disponíveis nos sistemas rotineiros de informação de saúde ou de vigilância. Esse tipo de estudo inclui observação, vigilância, pesquisa analítica e experimento.

A escolha de um delineamento apropriado para um estudo é passo crucial na investigação epidemiológica. Assim, este capítulo tem como objetivo demonstrar os tipos de estudos aplicados no cotidiano científico. Os estudos epidemiológicos podem ser classificados em observacionais e experimentais (Fig. 2-1).

ESTUDOS OBSERVACIONAIS

Nestes, o pesquisador observa o indivíduo, as características da doença/transtorno e sua evolução, sem intervir ou modificar qualquer aspecto que esteja sendo analisado.

Estudos Descritivos

Têm por objetivo descrever as características de uma determinada amostra, não sendo de grande utilidade para estudar etiologia de doenças ou eficácia de tratamento, porque não há um grupo-controle para permitir inferências causais (Quadro 2-1).

Este tipo de estudo, geralmente, visa a descrever uma população-alvo que apresenta certos atributos de interesse. Os dados devem ser organizados na forma de gráficos, tabelas com taxas, média e distribuição. Frequentemente, pela impossibilidade de se estudar o universo, adota-se, como opção, o estudo de uma amostra estimada da população-alvo.

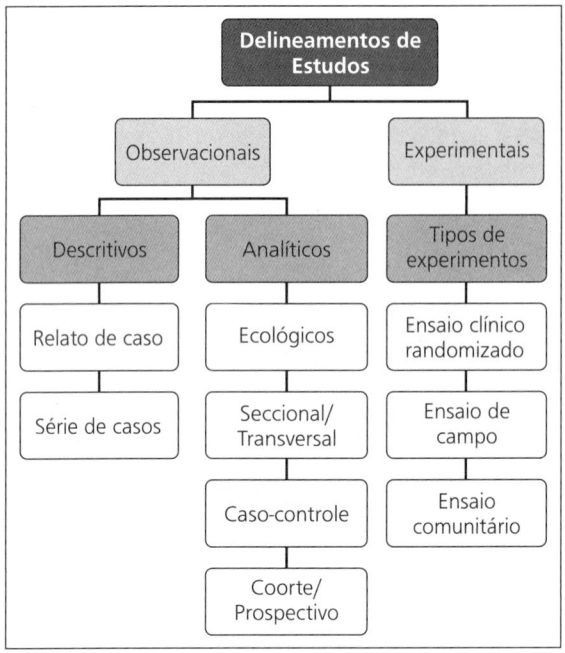

Fig. 2-1. Principais delineamentos aplicados em estudos epidemiológicos.

Como exemplo, podem-se citar as séries de casos em que as características de um grupo de pacientes são descritas, e os relatos de caso, que consistem em detalhes de um caso único. São úteis para descrever características pouco frequentes de uma doença já conhecida ou uma moléstia possivelmente desconhecida.

Quadro 2-1. Vantagens e desvantagens dos estudos descritivos

Vantagens	Desvantagens
• Baixo custo • Rápida realização • Ponto de partida para outro tipo de estudo	• Não permite inferência causal • Não há grupo-controle

Estudos Analíticos

São aqueles delineados para examinar a existência de associação entre exposição a determinado fator e uma doença ou condição relacionada com a saúde. Têm por objetivo verificar se o risco de desenvolver um evento é maior entre os expostos do que entre os nãos expostos. Este estudo visa, na maioria das vezes, a estabelecer inferências a respeito de associações entre duas ou mais variáveis, especialmente associações de exposição e efeito, portanto, associações causais.

Os principais delineamentos de estudos analíticos são: ecológico, seccional (transversal), caso-controle (caso-referência) e coorte (prospectivo).

Estudo Ecológico ou de Correlação

Neste tipo de estudo, as unidades de análise são grupos de pessoas em vez de indivíduos. Efetua-se a comparação entre a ocorrência da doença/condição relacionada com a saúde e a exposição de interesse entre grupos de indivíduos (populações de países, regiões ou municípios, por exemplo) para verificar a possível existência de associação entre elas. São úteis para gerar hipóteses.

Este estudo pode ser realizado comparando-se populações em diferentes lugares ao mesmo tempo ou, em uma série temporal, comparando-se a mesma população em diferentes momentos; não existem informações sobre a doença e exposição do indivíduo, mas do grupo populacional como um todo (Quadro 2-2).

Estudos Transversais (Seccionais ou de Prevalência)

São estudos em que a exposição a determinado fator e o efeito estão presentes no mesmo momento ou no intervalo de tempo analisado. Esses estudos, quando efetuados em população bem definida, permitem a obtenção de medidas de prevalência. Nos estudos seccionais, a exposição e a condição de saúde do participante são determinadas simultaneamente. Em geral, este tipo de investigação começa com um estudo para determinar a prevalência de uma doença ou condição relacionada com a saúde de uma população específica. As características dos indivíduos classificados como doentes são comparadas às daqueles classificados como não doentes.

Uma das desvantagens apresentadas por este tipo de estudo está relacionada com o fato de que a exposição e o efeito são mensurados em um mesmo ponto no tempo, o que torna difícil a identificação do momento da exposição, ou seja, se esta precede o aparecimento da doença ou se a presença da doença altera o grau de exposição a determinado fator; não é possível determinar a relação de causa e efeito.

Quadro 2-2. Vantagens e desvantagens dos estudos ecológicos

Vantagens	Desvantagens
• Possibilidade de examinar associações entre exposição e doença/condição relacionada na coletividade	• Possibilidade de viés ecológico • Limitação para uso de correlações ecológicas

Quando o objetivo da pesquisa é a identificação de aspectos relativos à etiologia da doença, os estudos seccionais são particularmente indicados para investigar fatores de risco de doenças de início lento e de evolução longa, em que o diagnóstico geralmente é feito num estágio mais avançado. Os estudos transversais são relativamente baratos, fáceis de conduzir e úteis na investigação das exposições que são características individuais fixas. Os instrumentos de medida de exposição nos estudos seccionais podem ser, entre outros, registros, preenchimento de questionários, exames físico e clínico, testes de laboratório.

Estudo Caso-Controle

Este pode ser utilizado para investigar a etiologia de doenças ou de condições relacionadas com a saúde. Constitui uma forma relativamente simples de investigar a causa das doenças, principalmente, as raras. Este tipo de estudo inclui pessoas com a doença (ou outra variável de desfecho) e um grupo-controle (grupo de comparação ou referência), composto de pessoas não afetadas pela variável de desfecho. A ocorrência de uma possível causa é comparada entre casos e controles (Fig. 2-2).

O estudo caso-controle é longitudinal e retrospectivo, uma vez que o investigador busque no passado uma determinada causa (exposição) para a doença ocorrida. Entretanto, isto pode causar confusão, pois os termos retrospectivo e prospectivo também são utilizados para descrever o tempo da coleta dos dados em relação ao momento atual. Neste caso, quanto à coleta dos dados, o estudo de caso-controle pode ser tanto retrospectivo, quando os dados fazem referência ao passado, quanto prospectivo, quando os dados são continuamente coletados no decorrer do tempo.

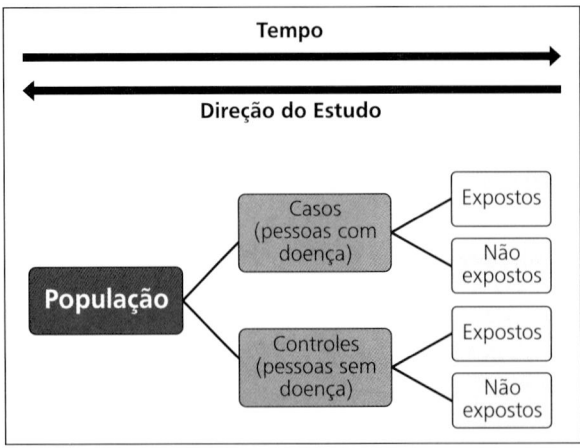

Fig. 2-2. Esquema de um estudo de caso-controle.

Um estudo de caso-controle tem início com a seleção de casos representativos de todos os casos de uma determinada população; os casos são selecionados com base na doença, mas não na exposição. Os controles são pessoas sem a doença; a tarefa mais difícil é selecionar os controles de modo que representem a prevalência de exposição na população de onde os casos foram originados.

Além disso, a escolha de casos e controles não deve ser influenciada pelo nível de exposição, que deve ser determinada da mesma maneira para ambos. Não é necessário que casos e controles incluam toda a população, podendo ser restritos a qualquer subgrupo específico como, por exemplo, pessoas idosas, homens ou mulheres.

Os estudos de caso-controle partem do efeito (doença) para a investigação da causa (exposição). Neste artifício, residem as forças e as fraquezas desse tipo de estudo epidemiológico. Entre as vantagens, podemos mencionar:

- Menor tempo para desenvolvimento do estudo, uma vez que a seleção de participantes seja feita após o surgimento da doença.
- Baixo custo.
- Maior eficiência para estudo de doenças raras.
- Ausência de riscos para os participantes.
- Possibilidade de investigação simultânea de diferentes hipóteses etiológicas.

Por outro lado, os estudos de caso-controle representativos estão sujeitos a dois principais tipos de vieses (erro sistemático no estudo): de seleção (casos e controles podem diferir sistematicamente por causa de um erro na seleção de participantes); e de memória (casos e controles podem diferir sistematicamente na sua capacidade de lembrar a história da exposição). Essas limitações podem ser contornadas por um delineamento e condução cuidadosos do estudo caso-controle. Também é possível estimar os riscos relativos para uma doença, mas não é possível determinar a incidência absoluta dela.

Estudos de Coorte

Também chamados de longitudinais ou de incidência, iniciam com um grupo de pessoas livres da doença, que são classificados em subgrupos, de acordo com a exposição a uma causa potencial da doença ou desfecho sob investigação. Neste tipo de estudo, primeiramente, identifica-se a população de estudo, e os participantes são classificados em expostos e não expostos a um determinado fator de interesse.

Em seguida, os indivíduos dos dois grupos são acompanhados para verificar a incidência da doença/condição relacionada com a saúde entre expostos e não expostos, sendo um estudo prospectivo. Se a exposição estiver associada à doença, espera-se que a incidência entre expostos seja maior do que entre não expostos, além da variação esperada devida ao acaso.

Nesse tipo de estudo, a mensuração da exposição antecede o desenvolvimento da doença, não sendo sujeita ao viés de memória como nos estudos caso-controle. Além disso, os que desenvolveram a doença e os que não desenvolveram não são selecionados, mas sim identificados dentro das coortes de expostos e não expostos, não existindo o viés de seleção de casos e controles (Fig. 2-3 e Quadro 2-3).

ESTUDO EXPERIMENTAL OU DE INTERVENÇÃO

Apresenta como característica principal o fato de o pesquisador poder controlar as condições do experimento. É um estudo prospectivo que objetiva avaliar a eficácia de um instrumento de intervenção e, para tanto, seleciona dois grupos: um deles é submetido à intervenção que é objeto do estudo, e o outro, não. Em seguida, compara-se a ocorrência do evento de interesse nos dois grupos.

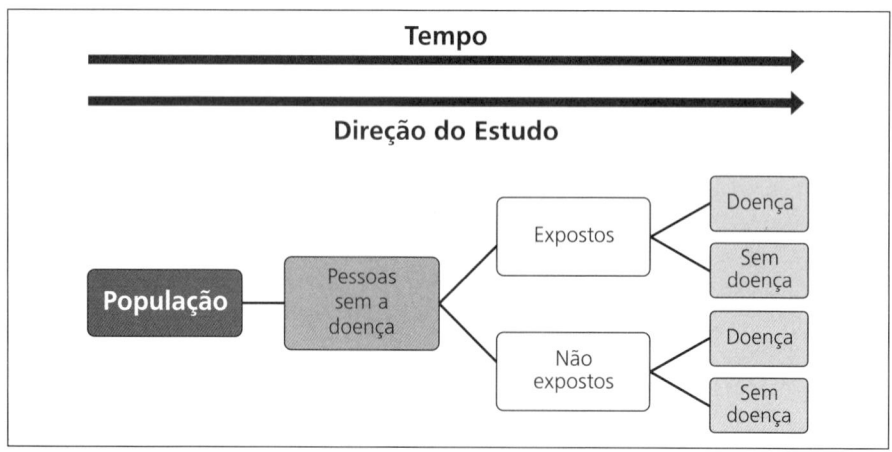

Fig. 2-3. Esquema de um estudo de coorte.

Quadro 2-3. Vantagens e desvantagens dos estudos de coorte

Vantagens	Desvantagens
• Melhor informação sobre etiologia de doenças e a medida direta do risco de desenvolvê-la	• Custo elevado • Perda de participantes ao longo do seguimento • Mudança de endereços ou emigração

Nesse delineamento, os grupos devem ter o máximo de homogeneidade possível. Se a escolha do fator que se supõe protetor não apresentar viés e se o grupo de indivíduos estudados for suficientemente grande para permitir a identificação de diferenças na ocorrência da doença no grupo exposto e não exposto, teremos uma relação de causa-efeito consistente.

Os efeitos de uma intervenção são medidos pela comparação do desfecho nos grupos experimental e controle. Uma vez que sejam determinados estritamente pelo protocolo de estudo, considerações éticas são de extrema importância nesse tipo de estudo. Por exemplo, a nenhum paciente deveria ser negado o tratamento apropriado em função de sua participação em um experimento, e o tratamento a ser testado deve ser aceitável à luz dos conhecimentos atuais. Estudos de intervenção incluem os ensaios clínicos randomizados, os ensaios de campo e as intervenções comunitárias.

Ensaio Clínico Randomizado

É um experimento epidemiológico que tem por objetivo estudar os efeitos de uma intervenção em particular. Os indivíduos selecionados são alocados aleatoriamente para os grupos de intervenção e controle, e os resultados são avaliados, comparando-se os desfechos entre esses grupos. A aleatoriedade assegura que os grupos comparados são equivalentes. Isto garante a comparabilidade entre os grupos de intervenção e controle desde o início da intervenção. Assim, quaisquer diferenças observadas entre eles serão decorrentes do acaso não sendo, portanto, afetadas por viés do investigador (Fig. 2-4).

Ensaios de Campo

Em contraste com os ensaios clínicos, os ensaios de campo envolvem pessoas que estão livres de doença, porém com risco de desenvolvê-la. Os dados são coletados "no campo", frequentemente, entre pessoas da população geral não institucionalizada. Uma vez que os participantes estejam livres da doença, e o propósito seja prevenir a ocorrência de doenças, mesmo entre aquelas de bai-

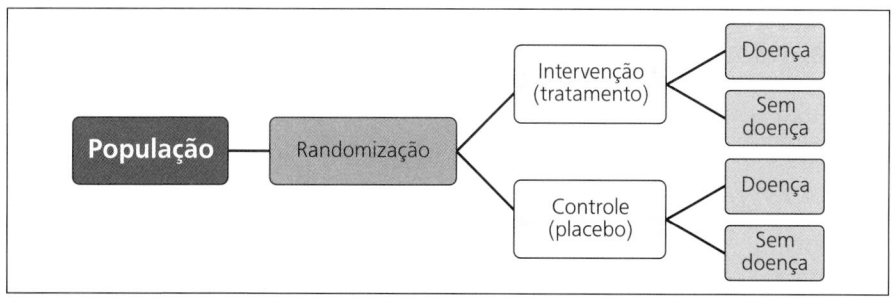

Fig. 2-4. Esquema de um ensaio clínico randomizado.

xa frequência, os ensaios de campo envolvem um grande número de pessoas, o que os torna caros e logisticamente complicados. Os ensaios de campo podem ser utilizados para avaliar intervenções que objetivam reduzir a exposição sem, necessariamente, medir a ocorrência dos efeitos sobre a saúde.

Ensaios Comunitários

Neste tipo de experimento, os grupos de tratamento são compostos por comunidades em vez de indivíduos. Este delineamento é particularmente apropriado para doenças que tenham suas origens nas condições sociais e que possam ser facilmente influenciadas por intervenções dirigidas ao comportamento do grupo ou do indivíduo.

Uma limitação desse tipo de delineamento é que apenas um reduzido número de comunidades pode ser incluído, e a alocação aleatória das comunidades não é muito prática. Assim, outros métodos são requeridos para assegurar que quaisquer diferenças encontradas ao final do estudo possam ser atribuídas à intervenção e não a diferenças inerentes às comunidades. Além disso, é difícil isolar as comunidades onde a intervenção está sendo conduzida em razão de mudanças sociais em curso.

ESTUDOS QUANTITATIVOS *VS.* QUALITATIVOS

A principal diferença entre estudos quantitativos e qualitativos representa o tipo de raciocínio utilizado: o primeiro utiliza o raciocínio dedutivo, enquanto o segundo utiliza o indutivo.

O estudo quantitativo baseia-se em variáveis expressas em forma de dados numéricos, sendo possível mensurar a realidade de forma objetiva, a fim de comprovar uma teoria. Esta passa, então, a ser válida para uma amostra maior que aquela analisada na pesquisa. Em razão de sua maior precisão e confiabilidade (testes estatísticos e métodos matemáticos utilizados), esse tipo de estudo é o mais indicado para o planejamento de ações coletivas, pois os resultados são passíveis de generalização, principalmente quando as amostras pesquisadas representam a população de onde foram retiradas.

Um estudo qualitativo, por sua vez, analisa de forma mais subjetiva assuntos geralmente pouco conhecidos. As variáveis são mais complexas e abrangentes, não sendo expressas em números. Neste caso, ele precede ou acompanha o desenvolvimento de um estudo quantitativo, assim, a metodologia é conhecida como mista.

CONSIDERAÇÕES FINAIS

- Escolher um delineamento apropriado para um estudo é um passo crucial em uma investigação científica.
- Todos os estudos possuem sua importância na pesquisa científica, porém necessitam ser bem escolhidos para obtenção de bons resultados e relevância na publicação, objetivo final de todos os pesquisadores.

BIBLIOGRAFIA

Bonita R, Beaglehole R, Kjellström T. *Epidemiologia básica*. 2. ed. São Paulo: Santos, 2010.

Dalfovo MS, Lana RA, Silveira A. Métodos quantitativos e qualitativos: um resgate teórico. *Rev Interd Cient Aplicada* 2008;2:13.

Fontelles MJ, Simões MG, Farias SH *et al*. *Metodologia da pesquisa científica: diretrizes para a elaboração de um protocolo de pesquisa. 2009*. Citado em: 17 Jul. 2015. Disponível em: <http://files.bvs.br/upload/S/0101-5907/2009/v23n3/a1967.pdf>

Gordis L. *Epidemiologia*. 2. ed. Rio de Janeiro: Revinter, 2004.

Hochman B, Nahas FX, Filho RSO *et al*. Desenhos de pesquisa. *Acta Cirúrgica Brasileira* 2005;20:2-9.

Hulley SB, Cummings SR, Browner WS *et al*. *Delineando a pesquisa clínica: uma abordagem epidemiológica*. 3. ed. Porto Alegre: Artmed, 2008.

Lima-Costa MF, Barreto SM. Tipos de estudos epidemiológicos: conceitos básicos e aplicações na área do envelhecimento. *Epidemiologia e Serviços de Saúde* 2003;12:189-201.

Medronho R, Bloch KV, Luiz RR *et al*. *Epidemiologia*. 2. ed. São Paulo: Atheneu, 2009.

Menezes AMB. *Noções básicas de epidemiologia. Epidemiologia das doenças respiratórias*. Citado em: 17 Jul. 2015. Disponível em: <https://www.mpto.mp.br/static/caops/patrimonio-publico/files/files/nocoes-de-epidemiologia.pdf>

Rothman KJ, Greenland S. *Epidemiologia moderna*. 3. ed. Porto Alegre: Artmed, 2011.

Rouquayrol MZ, Silva MGC. *Rouquayrol epidemiologia & saúde*. 7. ed. Rio de Janeiro: MedBook, 2013.

Sousa VD, Driessnack M, Mendes IAC. Revisão dos desenhos de pesquisa relevantes para enfermagem. Parte 1: desenhos de pesquisa quantitativa. *Rev Lat-Amer Enf* 2007;15:502-7.

Elaboração de Projeto de Pesquisa

Capítulo 3

Cláudio Corá Mottin ♦ Jamile Meneses ♦ Marcos Vinícius Ribeiro dos Santos
Luiz Vicente Franco de Oliveira ♦ Wilson Rodrigues de Freitas Junior

INTRODUÇÃO

A elaboração do projeto de pesquisa é o primeiro passo da atividade científica. Preparar um projeto desta natureza engloba reflexão, cuidado e comprometimento com a atividade a ser desenvolvida. Quanto mais aprimorado for o projeto, mais fáceis, naturais e tranquilas serão a pesquisa, a realização e a redação do trabalho.

O projeto de pesquisa aborda, detalhadamente, o planejamento e o caminho a ser seguido na construção de um trabalho científico, impondo ao investigador ordem e disciplina para a sua elaboração e cumprimento. Assim sendo, possui grande importância para organização de tarefas, tópicos e argumentos, tornando-se um instrumento fundamental e facilitador.

O objetivo deste capítulo é elucidar o passo a passo da elaboração do projeto de pesquisa, mostrando as vantagens e utilidade na execução do trabalho científico (Quadro 3-1).

ITENS PARA ESCREVER UM PROJETO DE PESQUISA

A elaboração de um projeto de pesquisa pode apresentar variações na terminologia; estes pontos ajudam a mostrar a estrutura do trabalho, os pressupostos e os resultados esperados (Fig. 3-1).

- Redigir pequenos textos:
  - *O que é novo?*
  - *O que é relevante?*
  - *Por que é interessante estudar?*
  - *Quais são as limitações?*
  - *Existem mudanças, técnicas, abordagens que poderiam ser recomendadas?*

Capítulo 3 ▪ Elaboração de Projeto de Pesquisa

◢ **Quadro 3-1.** Passos para o desenvolvimento de um projeto de forma eficaz

Consolidar todas as informações (dados, referências, esboços de tabelas/figuras etc.)
Iniciar a escrita com o rascunho, abordando a ideia do estudo, concentrando-se sempre (sem distrações) no desenvolvimento da mensagem central do trabalho
Definir a metodologia – População/Métodos/Materiais
Resumir os questionamentos e os problemas
Definir os achados principais e os resultados iniciais
Descrever a conclusão
Revisar o texto várias vezes, mantendo o olhar crítico para o trabalho, verificando a clareza e concisão (evitar o uso de palavras desnecessárias)

- Organizar e agrupar ideias relacionadas:
  - Listar pontos-chave.
  - Estabelecer uma ordem cronológica ou de importância.
  - Anotar detalhes importantes, principais conclusões e resultados em um esquema.
  - Identificar referências.
  - Desenvolver a introdução.

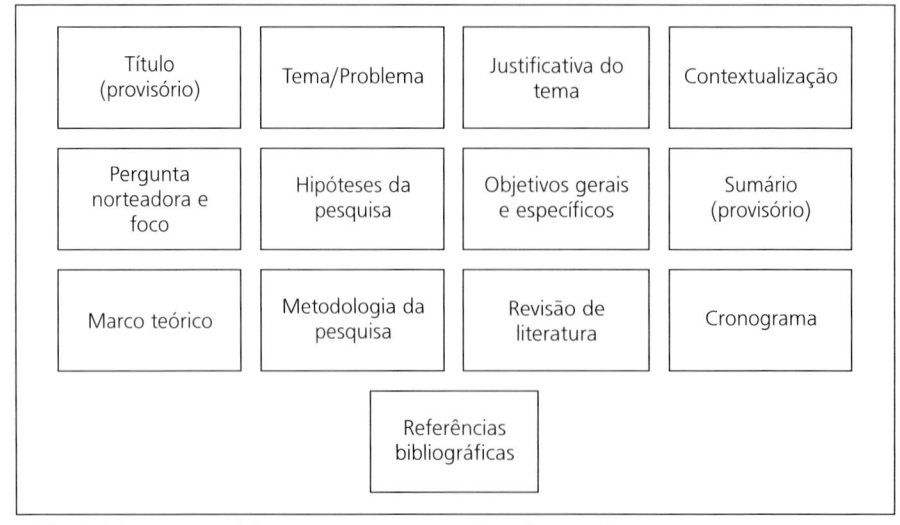

Título (provisório)	Tema/Problema	Justificativa do tema	Contextualização
Pergunta norteadora e foco	Hipóteses da pesquisa	Objetivos gerais e específicos	Sumário (provisório)
Marco teórico	Metodologia da pesquisa	Revisão de literatura	Cronograma
	Referências bibliográficas		

◢ **Fig. 3-1.** Itens necessários para escrever um projeto de pesquisa.

Título (Provisório)

Aborda sucintamente o conteúdo do artigo, sua ideia geral, mantendo coerência com o tema, atingindo o público-alvo. O título deve ser o menos redundante possível, com um máximo de 10-12 palavras, evitando-se abreviações.

As palavras-chave auxiliarão o pesquisador na organização do título, lembrando que o mesmo pode sofrer várias modificações durante o andamento da pesquisa.

Tema/Problema

O pesquisador deve procurar um tema de seu interesse, escrevendo sobre algo que possa interessar e contribuir para a comunidade científica.

Justificativa do Tema

É onde se deve mostrar a importância do projeto; alguns itens são sugeridos, por exemplo: atualidade, ineditismo do trabalho, interesse do autor, relevância e pertinência do tema. Uma vez desenvolvidos esses subtemas, haverá maior sustentação ao trabalho. Assim, a partir desta justificativa, é possível convencer a comunidade científica de que é fundamental a efetivação do trabalho e que seus frutos serão úteis à sociedade.

Contextualização

Nos primórdios do desenvolvimento da pesquisa científica, com base na metodologia de Bacon e na concepção de Galileu, a observação era considerada a atividade inicial da pesquisa. Atualmente, muitos autores afirmam que a pesquisa se inicia pela constatação e reflexão sobre um problema. Assim, sugerem que sejam buscados paradoxos ou ocorrências não esperadas.

Pergunta Norteadora e Foco

A pergunta norteadora surge da contextualização do problema; é uma etapa importante, que representa o maior interesse da pesquisa. Todo o trabalho tentará responder a essa pergunta, logo, os dados serão analisados com base na pergunta que deu origem ao trabalho.

A resposta à pergunta norteadora é a ideia diretriz, ou foco, que será a hipótese, em caso de uma pesquisa empírica ou de laboratório.

Hipóteses da Pesquisa

Todo trabalho de pesquisa científica possui hipóteses, pois elas representam o que será testado ou posto em questão. É muito importante que elas sejam postas à prova, sendo comprovadas, ou não, por referências bibliográficas ou pesquisa de campo. É importante notar que nenhuma hipótese será considerada perdida, pois mesmo que não sejam comprovadas ou demonstradas, poderão auxiliar em uma futura pesquisa sobre o tema. As hipóteses têm caráter especulativo e, por meio da comprovação científica, podem-se tornar conhecimento sólido. Rejeitar uma hipótese é, de certa forma, produzir conhecimento.

Objetivos Gerais e Específicos

O objetivo geral consiste em uma exposição rápida, em um parágrafo, do que se pretende demonstrar com a pesquisa. O mesmo deve relacionar tema, hipótese e metodologia.

Os objetivos específicos são derivados do objetivo geral, e cada um deles se relaciona com um parágrafo explicativo. Assim, é possível ter um esboço que auxiliará na montagem da sequência do método de pesquisa.

Sumário (Provisório)

Após a definição dos objetivos específicos, é preciso montar um sumário provisório, onde são listados tópicos, permitindo a compreensão do tema e o assunto escolhido; cada objetivo específico poderá ser um tópico do sumário provisório. A vantagem de se ter um sumário provisório é a organização e a categorização de assuntos do seu trabalho.

Marco Teórico

A partir da análise sistemática das fontes pesquisadas, os dados coletados são interpretados. As teorias existentes sobre o assunto são detalhadas, os conceitos empregados fornecidos, e uma exposição organizada do que alguns autores escreveram sobre o assunto também é feita, para que se possa homogeneizar grau de conhecimento do leitor.

Metodologia da Pesquisa

A metodologia é a seção onde as hipóteses são comprovadas; a pesquisa bibliográfica é fundamental, buscando informações para a delimitação do tema, explicando claramente como o estudo será conduzido e permitindo, assim, a sua replicação. É importante identificar o tipo de metodologia mais adequada para cada trabalho, quanto mais especificada e detalhada, melhor para o andamento do projeto.

A metodologia deve descrever quais experimentos serão executados, em ordem cronológica, de formas breve e integral, quantificando medidas de forma precisa, atendendo às exigências de cada periódico.

Deverá abordar: data, local de realização, características do experimento, testes estatísticos e aprovação do estudo pelo comitê de ética local, se disponível. É importante não misturar os resultados com os procedimentos e guardar informações explicativas para a discussão.

Revisão de Literatura

Nesta etapa é analisado o que já foi escrito sobre o assunto, concluindo o levantamento bibliográfico iniciado nas etapas prévias, que seria a primeira etapa desta seção. As fontes são livros, revistas, artigos científicos, documentos de arquivos de organizações públicas ou privadas, internet etc. As próprias referências oferecem novas fontes de consulta em sua lista de referências bibliográficas.

Na segunda etapa, deve-se classificar a bibliografia por ordem de importância, selecionando três a quatro leituras prioritárias.

Finalmente, a terceira etapa corresponde a uma leitura sistemática, com a elaboração de fichas de leitura das fontes prioritárias.

Cronograma

Um longo trabalho de pesquisa requer prazos e, consequentemente, planejamento; executar as fases da pesquisa dentro das datas estipuladas é fundamental e decisivo.

A montagem de um cronograma auxilia na sistematização entre as ações a cumprir e no tempo a ser gasto para cada uma delas. Este instrumento serve para acompanhar o andamento do trabalho e notar se ele se encontra adiantado, atrasado ou no tempo previsto. Além disso, com base no cronograma, é possível tomar medidas que visem a corrigir possíveis erros.

Referências Bibliográficas

Nesta fase, é aconselhável conversar com pessoas que conheçam o assunto e que possam indicar autores e artigos. Podem ser feitas buscas em livrarias, bibliotecas, mas, sem dúvida, a internet será a grande aliada neste processo. A busca em *sites* acadêmicos e especializados é fundamental, sendo possível ter acesso ao acervo de várias bibliotecas de universidades do mundo. É importante atentar ao fato de que alguns *sites* na internet, principalmente os de enciclopédia colaborativa, não possuem tanta confiabilidade quanto às fontes. O trabalho precisa estar fundamentado em fontes seguras, preferencialmente artigos científicos publicados em periódicos consagrados.

Criando um Desenho de Estudo Simplificado

Muitas vezes não é necessário que o pesquisador crie um projeto de pesquisa formal, mas, ainda assim, é essencial que antes de qualquer estudo seja elaborado um formulário com o desenho da pesquisa a ser realizada. O desenho do estudo é uma ferramenta que representa o esboço da estrutura do trabalho, permitindo ao pesquisador planejar seu trabalho, prever possíveis erros e selecionar variáveis a serem analisadas. Também facilita a organização e a comunicação entre pesquisadores e estatísticos, mantém o foco durante a realização do estudo e facilita a escrita do manuscrito final.

O desenho do estudo seria uma versão bastante simplificada do projeto, que lista as principais características e objetivos do mesmo, já sendo uma versão inicial do artigo científico. É composto por diversas seções, onde as mais relevantes são: título, hipóteses, variáveis de resultado/desfecho, preditores, critérios de inclusão, exclusão, estatística a ser utilizada. Deve-se analisar e listar cada seção, sendo elaborado um documento de uma a duas páginas com todo o planejamento, que pode ser compartilhado com os demais pesquisadores, e deve servir como norteador durante a execução do trabalho.

CONSIDERAÇÕES FINAIS

- Antes de iniciar um estudo deve-se elaborar um projeto de pesquisa, ou, no mínimo, um desenho de estudo simplificado.
- Um projeto de pesquisa deve ser dinâmico, planejado detalhadamente, abordando novas ideias e passível de sofrer modificações.
- O pesquisador, no momento da preparação do projeto, obtém novas informações sobre o tema (reciclando o seu conhecimento) e até mesmo novas ideias, podendo a pesquisa tomar um caminho diferente do inicial.
- A elaboração de um projeto de pesquisa auxilia o pesquisador a manter o foco na execução do estudo.

BIBLIOGRAFIA

Coutinho ALC, Sorto FO. *Projeto de pesquisa na pós-graduação em Direito*. Verba Juris, 2007 Jan./Dez.;(6):323-48, ano 6.

Gonsalves EP. *Conversas sobre Iniciação à pesquisa científica*. 5. ed. Campinas: Alínea, 2011. p. 13-17.

Mendes FR. *Iniciação científica para jovens pesquisadores*. Porto Alegre: Autonomia, 2012. p. 39-45.

San Francisco Edit. Scientific, medical and general proofreading and editing [Internet]. 2003-2014. Acesso em: 27 Out. 2014. Disponível em: <http://www.sfedit.net/newsletters.htm>

Silva MC, Chacon MJM, Pederneiras MMM *et al*. Procedimentos metodológicos para a elaboração de projetos de pesquisa relacionados a dissertações de mestrado em ciências contábeis. *Revista Contabilidade & Finanças*, São Paulo 2004 Set./Dez.;4(36):97-104, ano XV.

Busca de Artigos Científicos em Bases de Dados

Capítulo 4

Lyz Bezerra Silva ♦ Antônio Moreira ♦ Fernanda Barbosa de Andrade
Rebeca Costa Barbosa ♦ Alessandra Mitsuko B. C. Akamine

INTRODUÇÃO

A busca e a revisão bibliográfica são etapas essenciais na elaboração e publicação de pesquisas científicas. Com a evolução dos recursos eletrônicos, a internet se tornou o meio mais acessível para a realização de revisões bibliográficas, por dispor de múltiplas bases de dados e coleções de artigos publicados em diversos periódicos. O maior obstáculo encontrado pelo usuário na pesquisa é a seleção de informações relevantes e fidedignas, em decorrência do grande volume de publicações.

Os artigos reunidos e disponibilizados pelo processo de indexação são classificados de acordo com temas relacionados com as revistas de determinada área. Para facilitar o levantamento bibliográfico, o ideal é elaborar uma estratégia de busca que abarque os descritores ou palavras-chave relevantes. Nesta etapa, podem-se definir, também, o intervalo de tempo, idioma, o país de publicação e outras informações para que a busca seja completa e de boa qualidade.

Objetiva-se, neste capítulo, nortear o leitor na elaboração de uma busca eficiente dentro das bases de dados disponíveis.

ESTRATÉGIA DE BUSCA

Para facilitar a busca, algumas estratégias podem ser utilizadas como guia, a exemplo do acrônimo PICO, onde cada letra representa um item da questão da pesquisa:

P – População: limita a população a ser incluída nos estudos.
I – Intervenção: define a intervenção investigada.
C – Controle: estabelece qual o controle/comparador.
O – *Outcome* (resultado/desfecho): define o resultado investigado.

O pesquisador deve realizar uma busca inicial, com estratégia simples e, a partir dela, analisar os artigos resultantes. Devem-se, então, avaliar as palavras-chave descritas nos principais artigos, selecionando as que são relevantes para o objetivo da busca. Com estas novas palavras-chave a estratégia de busca é otimizada, e novamente é realizada a busca. Estes passos devem ser repetidos até que se encontre a estratégia ideal para o objetivo proposto.

PubMed (*National Library of Medicine* – NLM)

Esta plataforma de acesso possui mais de 25 milhões de artigos publicados, abrangendo áreas de ciências biológicas e biomédicas, sendo o MEDLINE sua principal base de dados. Existem dois tipos de busca no PubMed, a simplificada e a avançada, em que é possível uma customização com vários campos disponíveis (Fig. 4-1).

A maioria das publicações está na língua inglesa, por isso é imprescindível o uso de termos neste idioma para uma busca com resultados relevantes. As buscas de ambos os tipos resultam em um *link* para o texto completo, porém nem todo o conteúdo está disponível gratuitamente. As universidades públicas brasileiras e alguns grandes hospitais possuem convênios que permitem o acesso ao conteúdo pago sem custos para o pesquisador.

Os resultados obtidos podem ser mais abrangentes, ou mais restritos, dependendo da busca realizada. Para iniciar a busca, devem ser utilizadas palavras-chave coerentes com o objetivo da pesquisa e com a forma da busca escolhida. A estratégia de busca deve ser o mais específica possível, escrita sem pontuação. Automaticamente o PubMed realiza a busca por assunto, periódico e autor, nesta mesma ordem.

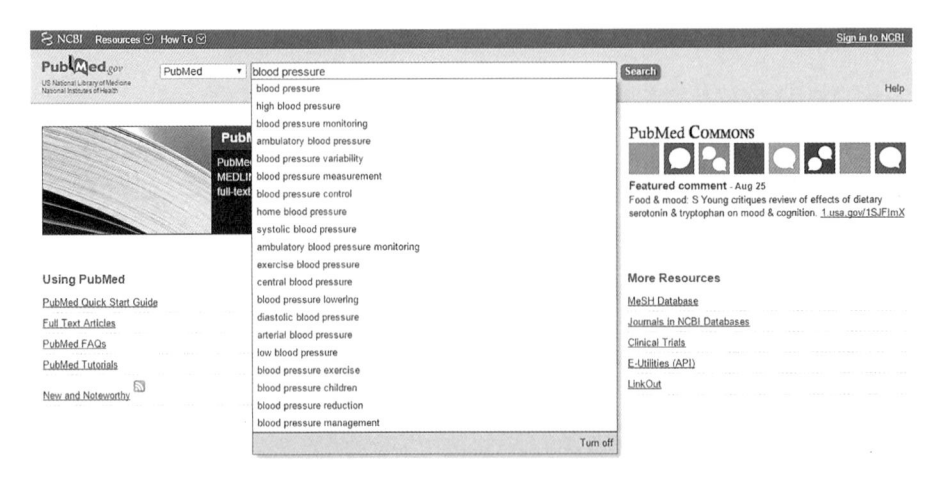

◢ **Fig. 4-1.** Campo de busca no PubMed.

Capítulo 4 ▪ Busca de Artigos Científicos em Bases de Dados

O termo MeSH *(Medical Subject Headings)* constitui uma lista de vocabulários utilizados para análise e indexação dos artigos, auxiliando na sua uniformidade e consistência. Estes são organizados de maneira hierárquica e atualizados anualmente. Ao se realizar uma busca por termo MeSH é possível obter uma definição deste termo, o ano em que foi introduzido, a árvore hierárquica do termo e seus sinônimos (Fig. 4-2).

Para organizar a busca dos termos utilizados no PubMed, são utilizados os **operadores booleanos**. Estes são: **AND**, **OR** e **NOT**, devendo sempre ser digitados com letra maiúscula.

- OR selecionará citações que contenham pelo menos um dos termos da busca (ex.: *obesity* OR *surgery* – incluirá artigos indexados pelos dois termos).
- NOT exclui citações que contenham o termo introduzido após este operador (ex.: *obesity* NOT *diabetes* – incluirá artigos indexados por obesidade, e excluirá os indexados por diabetes).
- AND é utilizado para selecionar citações que contenham TODOS os termos incluídos (ex.: *obesity* AND *surgery* AND *diabetes*) (Fig. 4-3).

Observe que o operador-padrão é o AND, ou seja, na ausência de operadores booleanos, o AND será incluído entre todos os termos. Em caso de busca por autor, o nome deve ser incluído em ordem contrária, sem pontuação (ex.: *smith j*).

É possível refinar a busca através de filtros, que aparecem à esquerda da tela. Os filtros mais comuns são: tipo de artigo, disponibilidade de texto completo, data de publicação, espécie. Outros filtros estão disponíveis, como sexo, idade, língua entre outros.

Mais informações sobre as ferramentas de busca podem ser obtidas no próprio *site* do PubMed, onde estão disponíveis diversos tutoriais.

SciELO (*Scientific Eletronic Library Online*)

É uma biblioteca virtual atualizada de periódicos de acesso aberto (visualização gratuita), que abrange várias áreas do conhecimento e que são revisadas constantemente por um corpo editorial. A página inicial encontra-se na língua

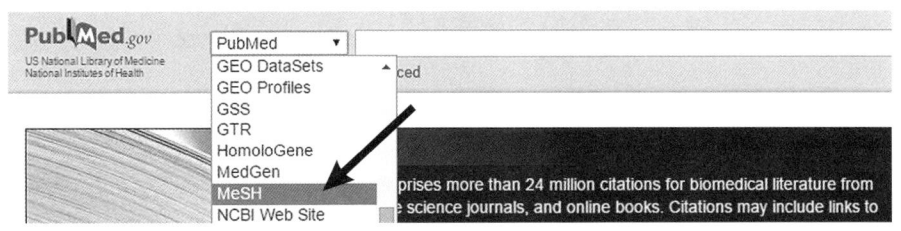

◢ **Fig. 4-2.** Campo de busca por MeSH no PubMed.

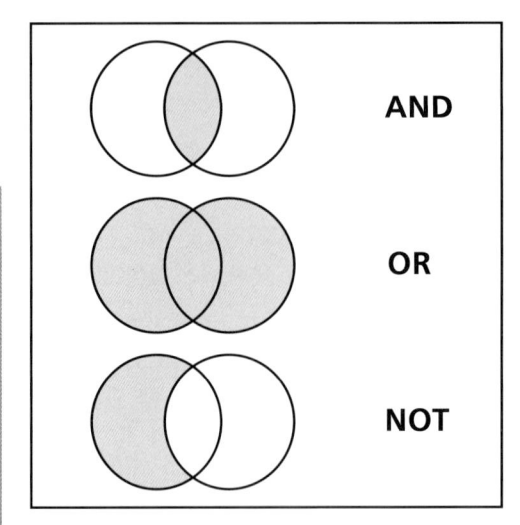

22 Capítulo 4 ▪ Busca de Artigos Científicos em Bases de Dados

Fig. 4-3. Esquematização do uso de operadores booleanos.

inglesa, porém há opções para acessar a interface em português e espanhol. Inicialmente estabelecida no Brasil, atualmente engloba cerca de 14 países.

O *site* é objetivo, didático e de fácil acesso. As pesquisas por periódicos ou revistas podem ser realizadas por ordem alfabética, por títulos correntes ou não, assuntos, títulos (sem precisar diferenciar acentos, nem letras maiúsculas ou minúsculas) (Fig. 4-4).

LILACS (Literatura Latino-Americana em Ciências da Saúde)

É uma base de dados cooperativa do sistema BIREME (Centro Latino-Americano e Caribe de Informação em Ciências da Saúde) que contempla a literatura relativa às ciências da saúde publicadas nos países da região em questão, a partir de 1982. Contém mais de 500 mil registros bibliográficos, 1.500 registros

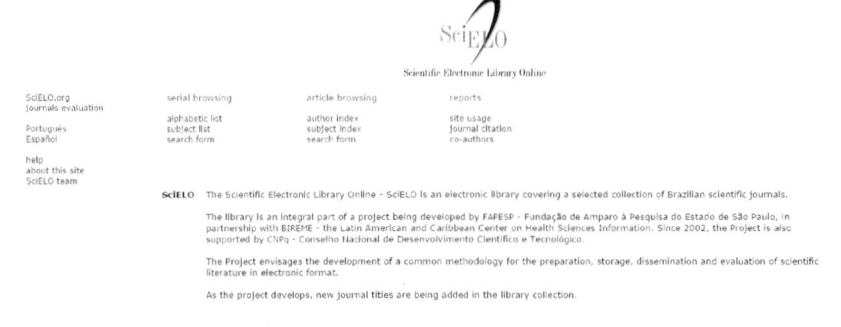

Fig. 4-4. Página inicial do SciELO.

de periódicos em ciências da saúde, dos quais aproximadamente 830 são atualmente indexados, além de teses, capítulos de teses, livros, anais de congressos ou conferências, relatórios técnico-científicos e publicações governamentais. Está disponível em português, espanhol e inglês.

A pesquisa pode ser realizada pelo *site* da Biblioteca Virtual de Saúde (BVS) da BIREME, ou do próprio portal LILACS, e seus registros são indexados também no Google Acadêmico.

As regras gerais para a pesquisa são:

- Não digitar acentuação, artigo e/ou preposições.
- Os operadores booleanos são os mesmos das bases de dados anteriores, com suas respectivas funções.
- Usam-se palavras-chave ou Descritores em Ciências da Saúde (DeCS) como uma linguagem única na indexação de artigos de revistas científicas, livros, anais de congressos etc.

No portal da BIREME apenas o resumo *(Abstract)* estará disponível para leitura. Para conseguir o texto completo é necessário realizar a inscrição no SCAD (Serviço Cooperativo de Acesso a Documentos) mediante pagamento dos serviços pela cotação do valor em dólar americano.

EMBASE

É uma base de dados da Elsevier, editora de literaturas médica e científica, que contém milhões de publicações e mais de 7 mil periódicos. Embora 60% destes títulos sejam cobertos pelo MEDLINE – PubMed, 40% são indexados unicamente nesta base, especialmente a literatura europeia e títulos na área de drogas e farmacologia.

Para acesso direto à base de dados, deve-se realizar a inscrição institucional no próprio *site* da Embase; há também a possibilidade de ter acesso aos periódicos pelo *site* www.saude.gov.br, no *link* "periódico", mediante registro profissional, utilizando o número de órgão e classe.

Assim como nas bases de dados já citadas, a pesquisa poderá ser realizada por busca simples, utilizando-se apenas uma palavra, ou mais refinada, usando-se palavras MeSH e cruzamento dos operadores booleanos. Os termos devem ser obrigatoriamente digitados no idioma inglês. Uma vez selecionadas as referências de interesse, pode-se solicitar seu envio por *e-mail*, porém nem todos os artigos estarão disponíveis em textos completos.

Colaboração COCHRANE

É uma organização independente, sem fins lucrativos, da qual fazem parte aproximadamente 2.800 voluntários em mais de 100 países. Dedica-se exclusivamente às revisões sistemáticas de ensaios clínicos randomizados de intervenções médicas, e seus resultados são publicados na biblioteca Cochrane.

O cadastro para acesso é gratuito, devendo ser efetuado na página principal da biblioteca: www.bireme.br/cochrane. Sua disponibilidade na BSV representa um esforço de cooperação da BIREME/Opas e do Centro Cochrane do Brasil.

CONSIDERAÇÕES FINAIS

- Atualmente, existem diversas bases de dados para a busca de artigos, e a internet é o meio mais acessível para a realização de pesquisas.
- A pesquisa de artigos através de palavras-chave é um trabalho minucioso e que necessita de cautela na seleção.
- A seleção de artigos, realizada de maneira sistemática, em base de dados adequada, garante sucesso em futuras publicações.

BIBLIOGRAFIA

Bireme. Citado em: 25 Mai 2015. Disponível em: <http://www.bireme.br/php/index.php>
Cochrane. Citado em: 28 Mai 2015. Disponível em: <http://www.centrocochranedobrasil.org.br/cms/>
Embase. Citado em: 28 Mai 2015. Disponível em: <http://www.elsevier.com/online-tools/embase>
Gomes SP. Procurando informações na internet: pesquisa em medicina tropical e infectologia. *Rev Soc Bra de Medicina Tropical* 1999;32(2):212-17.
Gil AC. *Como elaborar projetos de pesquisa e artigos científicos*. 4. ed. São Paulo: Atlas, 2002.
Lilacs. Citado em: 28 Mai 2015. Disponível em: <http://lilacs.bvsalud.org/>
Naves MMV. Introdução à pesquisa e informação científica aplicada a nutrição. *Rev Nutr*, Campinas 1998;11(1):15-36.
Pubmed. Citado em: 28 Mai 2015. Disponível em: <http://www.ncbi.nlm.gov>
Rieira R. Da pergunta às evidências: busca na biblioteca cochrane. *Diagn Tratamento* 2009;12(1):28-32.
Spector N. *Manual para redação de teses, projetos de pesquisa e artigos científicos*. 2. ed. Rio de Janeiro: Guanabara Koogan, 2011.
Scielo. Citado em: 28 Mai 2015. Disponível em: <http://www.scielo.br>
Santos CMC, Pimenta CAM, Nobre MRC. A estratégia PICO para a construção da pergunta de pesquisa e busca de evidências. Rev. Latino-Am. *Enfermagem* 2007;15(3):508-11.

Revisão da Literatura e Artigo de Revisão

Capítulo 5

Josemberg Marins Campos ♦ Alessandra Ramos Castanha
Christiane Ramos Castanha ♦ Gabriela Calado Silva ♦ Lyz Bezerra Silva

INTRODUÇÃO

A revisão de literatura é uma avaliação criteriosa sobre um tema definido, proporcionando uma visão geral sobre o assunto. É realizada em um determinado período de tempo, fornecendo ao leitor suporte teórico, mantendo-o atualizado diante do surgimento de novas informações na literatura selecionada.

Uma revisão é o passo inicial para a elaboração de um projeto de pesquisa, buscando conhecer o que já foi desenvolvido por outros pesquisadores. Um bom levantamento bibliográfico é fundamental para a escrita científica de qualidade, onde o autor situará o leitor no universo da sua pesquisa.

Todo texto acadêmico necessita de um "fio condutor", uma linha de raciocínio que guie a leitura, levando o leitor das premissas às conclusões. Assim, antes de começar a revisão de literatura devem-se ler livros e artigos sobre o tema, aprimorando conceitos e ideias relacionados com o trabalho em questão.

Este capítulo tem por objetivo conceituar os tipos de revisão, orientar o leitor sobre as estratégias de confecção de uma revisão de literatura, além de traçar alguns aspectos teóricos e práticos para a produção de um artigo de revisão.

TIPOS DE REVISÃO DE LITERATURA MAIS UTILIZADOS

Revisão Narrativa ou Tradicional

Constitui a maioria das revisões na literatura científica, em geral realizada de maneira não sistemática. O autor seleciona e interpreta a literatura a seu critério e emite opinião sobre o assunto.

Revisão Integrativa

É a mais ampla abordagem literária, pois permite a inclusão da literatura teórica e empírica, bem como estudos com diferentes abordagens metodológicas. Além de reunir e sintetizar os estudos sobre um determinado assunto, também alcança uma conclusão, de acordo com os resultados evidenciados nos estudos que investigam problemas idênticos ou similares.

Este tipo de revisão inclui, segundo Mendes:

"A análise de pesquisas relevantes que dão suporte para a tomada de decisão e a melhoria da prática clínica, possibilitando a síntese do conhecimento de um determinado assunto, além de apontar lacunas que precisam ser preenchidas com a realização de novos estudos."

Revisão Sistemática

Síntese da literatura sobre um determinado tema, que usa estratégias de busca e seleção que limitam a chance de viés na busca de artigos, na avaliação crítica do conteúdo, na síntese dos resultados e na conclusão. Esta última tende a refletir os resultados dos trabalhos mais relevantes sobre o tema.

Esse tipo de investigação é, segundo Linde e Willich:

"[...] particularmente útil para integrar as informações de um conjunto de estudos realizados separadamente sobre determinada terapêutica/intervenção, que podem apresentar resultados conflitantes e/ou coincidentes, bem como identificar temas que necessitam de evidência, auxiliando na orientação para investigações futuras."

Metanálise

É um tipo de revisão sistemática que faz uso de um instrumento estatístico que combina evidências de múltiplos estudos, a fim de aumentar a objetividade e a validade dos achados; cada estudo é codificado e inserido em um banco de dados quantitativo (ver Capítulo *Revisão Sistemática e Metanálise*).

É indispensável o uso da revisão no processo de investigação, lembrando que, com a constante evolução, se deve primeiramente rever trabalhos recentes e depois recuar no tempo. Faz parte do processo a descrição de todos os trabalhos relevantes existentes sobre o tema estudado, destacando sua autoria e resultados, principalmente nas revisões sistemáticas. Nestas, não basta apenas relatar que em um trabalho os autores encontraram uma diferença entre os tratamentos A e B, é necessário informar o número de pacientes tratados e os resultados obtidos nos grupos A e B.

Posteriormente, é preciso relatar a conclusão dos autores, confrontando as evidências contraditórias existentes e, se necessário, incluir um comentário sobre as limitações do estudo em questão. A tabela de autores é útil para resumir e confrontar os resultados dos estudos selecionados.

ASPECTOS TEÓRICOS E PRÁTICOS DA PRODUÇÃO DE UM ARTIGO DE REVISÃO

No artigo de revisão é feito um levantamento da literatura publicada sobre um determinado assunto e, posteriormente, avaliações sistematizadas de maneira crítica. A sistematização diz respeito ao processo utilizado, como, por exemplo, a descrição adequada dos métodos utilizados na construção da revisão.

Toda e qualquer pesquisa científica deve ser construída com base na revisão crítica da literatura existente e atualizada, por permitir conhecer melhor o objeto em questão, baseando-se em achados anteriores publicados.

Descritores em Ciências da Saúde

Uma boa revisão da literatura exige organização e planejamento dos passos a serem seguidos a partir do objeto de estudo do pesquisador. Para isso, o mesmo precisará definir os descritores que melhor definem seu objeto de pesquisa.

Os descritores são termos utilizados para a indexação de publicações científicas (artigos, livros etc.), assim como para auxiliar na busca de assuntos da literatura científica, e são encontrados em bases de dados, como o LILACS e o MEDLINE. Funcionam como um filtro entre a linguagem do autor e a terminologia da área, e ajudam o pesquisador a enriquecer suas pesquisas, tornando-as mais objetivas.

O acesso à base de dados que contém os Descritores em Ciências da Saúde (DeCS) pode ser realizado pelo endereço eletrônico: http://decs.bvs.br. No caso do MEDLINE, os descritores são chamados de termos MeSH, e também estão disponíveis no endereço eletrônico desta base de dados.

Definição das Fontes de Consulta

O segundo passo de uma revisão é definir as fontes que serão consultadas, dentre as quais se podem destacar: artigos em periódicos científicos, livros, teses, dissertações e resumos em congresso. Os artigos científicos devem ser sempre priorizados, e as referências devem estar atualizadas, dessa maneira, utilizam-se preferencialmente citações com menos de 5 anos, a depender do tema pesquisado.

Um aspecto que facilita a revisão de literatura é a observação das referências bibliográficas de textos já publicados, pois isso possibilitará catalogar os autores e periódicos que vêm abordando o tema de interesse.

Passo a Passo da Revisão de Literatura

- Identificar palavras-chave: construir uma lista de descritores/*keywords*.
- Realizar busca nas diversas bases de dados fidedignas.

- Rever fontes secundárias: são aquelas que são escritas por autores que interpretam trabalhos de outros autores (ex.: outros artigos de revisão no tema).
- Buscar fontes primárias: determinar quais livros e artigos originais são mais relevantes para seu estudo.
- Ler criticamente: ao escolher a literatura é necessário lê-la criticamente para que seja resumida.
- Leitura aprofundada das publicações selecionadas, destacando as partes mais importantes.
- A partir da leitura dos artigos ou livros, elaborar um breve resumo com suas próprias palavras, mostrando os pontos indispensáveis.
- Registrar todas as referências bibliográficas.
- É fundamental a realização da tabela de autores, como uma forma de armazenar e facilitar a identificação dos estudos.
- Elaborado o registro completo do que a literatura dispõe sobre seu estudo, arquivar em uma pasta no computador.
- Ler todos os resumos arquivados, procurando grandes questões, temas importantes, convergências e divergências.

Com todas as bases organizadas e auxílio da tabela de autores, o próximo passo é o desenvolvimento de um esboço lógico e coerente da sua revisão de literatura e posterior redação do texto final.

Etapas da Escrita de um Artigo de Revisão

O artigo de revisão pode ser dividido basicamente em 8 etapas, que serão detalhadas a seguir. É necessário que o autor esteja atento à padronização do manuscrito, atendendo as solicitações do periódico escolhido para submissão, dessa maneira as informações que seguem devem ser vistas apenas como informações gerais, precisando ser adequadas a cada periódico no momento da submissão.

Título (Português e Inglês)

O título é a última tarefa a ser feita na construção do artigo. Deve refletir clara e suficientemente o conteúdo e as principais variáveis. A versão em inglês deve ser fiel à versão em português.

Resumo e Abstract

Resumo
Normalmente os resumos são redigidos com até **250 palavras**, contendo informações relevantes de formas clara e precisa, dando uma ideia geral do estudo.

O resumo deve abordar de forma concisa os seguintes aspectos: introdução (opcional); objetivos; métodos empregados; análise efetuada; resultados mais relevantes; e principais conclusões que devem ser fundamentadas nos resultados da revisão. Não se devem utilizar abreviações, símbolos, nem referências. Após o resumo são citadas as palavras-chave, que normalmente variam de 3 a 6 palavras ou expressões-chave que deverão basear-se nos Descritores em Ciências da Saúde (DeCS).

Abstract

O *abstract* é o resumo traduzido para a língua inglesa. Não é apenas uma versão, devendo estar fiel ao resumo em português, para tanto, o ideal é que seja escrito por um profissional habilitado em traduções na área da saúde. As palavras-chave, chamadas em inglês de *keywords*, devem ser traduzidas com termos correspondentes aos descritores e apresentados na mesma ordem em que foram citados.

Introdução

Não deve ser muito extensa, devendo introduzir o tema do artigo e explicar a questão pesquisada, enfatizando a sua importância. Em seguida devem-se apresentar os objetivos do estudo de forma clara e precisa.

Metodologia

A neutralidade e a validação científica da pesquisa acontecem neste tópico necessitando, dessa maneira, estar muito bem fundamentada, abordando os seguintes aspectos:

- O tipo de revisão (integrativa, sistemática, revisão crítica da literatura).
- A questão norteadora da pesquisa. Ex.: "Quais são as peculiaridades apontadas pela literatura sobre a atuação da psicologia no âmbito da saúde pública?".
- O período utilizado na busca dos periódicos. Ex.: janeiro a maio de 2013.
- O banco de dados utilizado para a busca dos periódicos. Ex.: SciELO, LILACS, BIREME, MEDLINE.
- As palavras-chave ou descritores utilizados para a busca dos artigos.
- O número de artigos encontrados (no caso de revisões sistemáticas, deve ser elaborado um fluxograma de seleção).
- Os critérios utilizados para a seleção dos artigos.
- O número total de artigos analisados e o idioma correspondente.
- Desenvolvimento da análise dos estudos.

O pesquisador pode utilizar um formulário para a análise dos artigos selecionados, conforme modelo apresentado no Quadro 5-1.

Quadro 5-1. Exemplo de um formulário para análise dos artigos

Nome do Artigo: _____	
Periódico: _____	
Base de Dados:	LILACS (__) SCIELO (__) BIREME (__) MEDLINE (__)
Ano de Realização: _____	
Natureza da Pesquisa:	Trabalho empírico (__) Teórico (__) Revisão (__)
REFERÊNCIA: _____	
INSTITUIÇÃO E PAÍS DE ORIGEM: _____	
TEMAS ESTUDADOS: _____	
PRINCIPAIS OBJETIVOS/HIPÓTESES: _____	
ESTRATÉGIA METODOLÓGICA (quali/quanti – teoria utilizada etc.) _____	
AMOSTRA: _____	
PROCEDIMENTOS E INSTRUMENTOS: _____	
PRINCIPAIS RESULTADOS/CONCLUSÕES: _____	

Os dados a serem preenchidos para a análise no formulário variam de acordo com o objeto de estudo e dos objetivos propostos na pesquisa.

Revisão ou Resultados

Nesta etapa deve-se fazer uma descrição dos dados coletados na pesquisa sem a interferência de interpretações do pesquisador e/ou da própria literatura científica. A apresentação dos dados pode ser feita pela utilização de tabelas, quadros ou figuras, quando necessário, ou apenas de forma discursiva.

A análise dos resultados deve ser feita a partir do estudo do formulário para análise dos artigos construído pelo próprio pesquisador.

Discussão

A discussão permite as interpretações do pesquisador com base em suas inferências e/ou na própria literatura científica, sintetizando os achados dos vários estudos selecionados para a revisão.

Nesta etapa deve-se dar enfoque às informações novas e originais obtidas na revisão, comparando-as às encontradas na literatura e explicando as diferenças observadas. É importante explicar os aspectos relevantes do estudo e suas implicações, apontando suas limitações e recomendações.

Apesar de estarem divididos em duas etapas isoladas, os resultados e a discussão podem ser apresentados juntos, de acordo com a preferência do autor e/ou norma do periódico escolhido.

Conclusão

As conclusões, também chamadas de considerações finais, devem estar pertinentes aos objetivos do estudo, assim como resumir as evidências encontradas, mencionar as possíveis limitações, as contribuições para a literatura científica e sugestões para novos estudos acerca da mesma temática.

Referências

A lista de referências aparece no final do artigo e deverá constar de todos os autores citados no texto, seguindo as normas adotadas pelo periódico escolhido, como o método Vancouver, ABNT e APA.

Recomendações sobre a Submissão do Manuscrito a um Periódico Científico

Após a finalização do manuscrito o passo seguinte é a submissão do mesmo. Para tanto, é preciso que o autor esteja atento a algumas questões, como a escolha do periódico (conhecer o perfil da revista e escolher um periódico de qualidade, que aceite artigos de revisão); a padronização (consultar atentamente as normas editoriais, ler alguns artigos desta revista e tentar seguir as orientações dos autores); e a submissão do manuscrito (normalmente feito de forma *online* no próprio *site* da editora). (Ver Capítulo *Submissão de Artigo em Revista Científica*.)

CONSIDERAÇÕES FINAIS

- O uso da revisão na investigação de um dado assunto é imprescindível, pois permite conhecer estudos de diversas naturezas e verificar o que mais se aproxima do seu estudo.
- Revisão narrativa ou tradicional, integrativa, sistemática e metanálise são as mais utilizadas.
- Os operadores booleanos (AND, NOT, OR) devem ser utilizados para uma revisão adequada.

- A revisão da literatura permite que o pesquisador embase o seu estudo, descubra um nicho de pesquisa, e até que estabeleça o conhecimento da área, principalmente através das revisões sistemáticas.

BIBLIOGRAFIA

Bireme. Centro Latino-Americano e do Caribe de Informação em Ciências da Saúde. Biblioteca Virtual em Saúde. DeCS – Descritores em Ciências da Saúde, São Paulo. Citado em: 20 Mar. 2014. Disponível em: <URL:http://decs.bvs.br/P/aboutvocabp.htm>

Bento A. Como fazer uma revisão da literatura: considerações teóricas e práticas. *Revista JA* (Associação Académica da Universidade da Madeira) 2012;(65):42-44. Ano VII.

Linde K, Willich SN. How objective are systematic reviews? Differences between reviews on complementary medicine. *J R Soc Med* 2003;96:17-22.

Mendes KDS, Silveira RCCP, Galvão CM. Revisão integrativa: método de pesquisa para a incorporação de evidências na saúde e na enfermagem. *Texto Contexto – Enferm*, Florianópolis 2008;17(4):758-64.

Moreira W. Revisão da literatura e desenvolvimento científico: conceitos estratégias para confecção. *Janus*, Lorena 2004;1(1):19-30.

Pereira MG. *Artigos científicos: como redigir, publicar e avaliar*. Rio de Janeiro: Guanabara Koogan, 2012.

Pompeo DA, Rossi LA, Galvão CM. Revisão integrativa: etapa inicial do processo de validação de diagnóstico de enfermagem. *Acta Paulista de Enfermagem* 2009;22(4):434-38.

Souza RA, Carvalho AM. Programa de saúde da família e qualidade de vida: um olhar da Psicologia. *Estudos de Psicologia*, Natal 2003 Set./Dez.;8(3):515-23.

Spector N. *Manual para a redação de teses, projetos de pesquisa e artigos científicos*. 2. ed. Rio de Janeiro: Guanabara Koogan, 2002.

Linguagem Científica

Capítulo 6

Josemberg Marins Campos ♦ Alessandra Ramos Castanha
Rosana Maria Resende Lacerda ♦ Marília Agostinho de Lima Gomes
Silvia Leite Campos Martins Faria

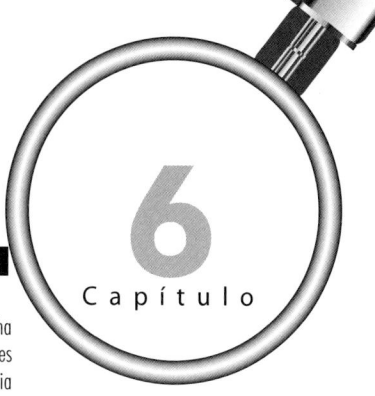

INTRODUÇÃO

A escrita científica é diferente de outros tipos de textos e não pode ser trabalhada de qualquer forma. As informações devem ser acessíveis aos leitores a que se destinam, permitindo que sejam compreendidas de maneira fidedigna. A descrição da pesquisa deve ser clara o suficiente para que outros pesquisadores consigam replicar e reconstruir o trabalho, assim como rever o método e reinterpretar os achados e conclusões.

Apesar das dificuldades que podem ser encontradas durante o processo de construção de um texto científico, é possível citar alguns pressupostos que são fundamentais para uma escrita de qualidade dentro dos parâmetros científicos esperados, como clareza, objetividade, comunicabilidade e seguir as normas ortográficas da língua escolhida.

Este capítulo tem o objetivo de orientar a escrita de qualidade no texto científico, sendo apresentadas as principais técnicas que minimizam as chances de erros. O inglês tem sido mais utilizado nas publicações de alto impacto, e por isso alguns exemplos foram descritos nesta língua.

CLAREZA

O texto deve ser escrito de maneira clara ao público-alvo. Para isso, o autor deve avaliar se as sentenças estão bem construídas, se as ideias estão bem encadeadas e se há uma sequência adequada na apresentação dos resultados e na argumentação.

Na introdução do trabalho científico deve-se contemplar uma revisão da literatura, contextualizando-a com o objeto de estudo, procurando sempre apontar a relevância do mesmo. Na construção dessa escrita deve-se inserir pelo menos uma referência em cada parágrafo.

O autor deve ler cuidadosamente seu texto e refletir se este transmite a mensagem que deseja. Também é importante solicitar a revisão do texto por outros profissionais da área para que estes possam fazer avaliações preliminares, produzindo críticas construtivas e melhorando a qualidade final do texto.

Na discussão dos resultados, devem-se colocar as devidas referências sempre que citar conteúdos escritos por terceiros. Nesta etapa do trabalho, o pesquisador tece suas considerações acerca dos resultados encontrados.

Ao longo de toda a construção do texto científico devem ser utilizadas frases com discurso direto e de fácil compreensão. A escrita deve ser simples (sujeito + verbo + complemento) e, de preferência no singular, para diminuir a possibilidade de erros de concordância, além de favorecer o próprio processo da escrita, facilitar a compreensão e a tradução do texto para a língua inglesa.

OBJETIVIDADE

Durante o processo de construção do conhecimento acerca de seu objeto de estudo, o autor faz diversas pesquisas. No entanto, nem tudo o que foi visto na literatura ou que foi observado durante a elaboração e execução de sua pesquisa deverá ser relatado durante o desenvolvimento da escrita científica, seja ela um artigo, dissertação ou tese.

O pesquisador precisa escolher criteriosamente o material que será utilizado na construção de seu texto e deverá fazê-lo da forma mais objetiva possível, contemplando as observações e argumentos que contribuam com as ideias centrais relacionadas com o objeto de pesquisa.

PRECISÃO

A escrita científica deve ser precisa, ou seja, é necessário que haja exatidão e rigor quanto ao conteúdo a ser transmitido. Deve-se ter cuidado com o uso de termos vagos ou que possam ser mal interpretados, de forma que o conteúdo não fique obscuro ou subentendido.

UTILIZAÇÃO ADEQUADA DAS REGRAS GRAMATICAIS

A qualidade do texto (gramática, ortografia e digitação) é de responsabilidade do autor e será considerada como critério de avaliação pela comissão julgadora de trabalhos científicos.

ESTILO E LINGUAGEM CIENTÍFICA

Abreviaturas

Toda abreviatura deve ser descrita no texto na primeira vez em que for empregada. No caso de teses e dissertações, deve ser fornecida uma lista de abreviaturas e siglas.

Numerais

Os números, quando escritos no texto, devem ser postos na forma de algarismo. Porém, alguns periódicos solicitam a escrita por extenso dos números de 1 a 10. Ao iniciar um texto, deve-se escrevê-los por extenso.

Ex.: *"Trinta dos estudantes avaliados..."*.

Quando os números estão separados por vírgula, em continuidade, deve-se escrever um deles por extenso e representar o outro com algarismo arábico.

Ex.: *"Dos cinco, 3 apresentaram..."*.

Quando há unidade ou símbolo de porcentagem associado ao número, este deve estar sempre representado por algarismos arábicos.

Ex.: *"4 mL, 5%..."*

Tempo Verbal

Introdução, objetivos, metodologia e discussão: referem-se ao estudo realizado, devendo, portanto, ser escritos no passado.

Conclusão: escrever, principalmente, no presente, tendo em conta que o objetivo é mostrar ao leitor quais as implicações/resultados do seu trabalho.

Voz Ativa × Passiva

As duas são amplamente utilizadas nos artigos científicos. A escolha da utilização depende do estilo de cada autor.

- *Voz ativa:* é a mais utilizada na frase em sentido direto. Usa um número menor de palavras, é de fácil compreensão e tem a vantagem de deixar clara a responsabilidade pela observação científica.
- *Voz passiva:* deve ser evitada e, quando utilizada, não deve ser repetida na mesma sentença.

Linguagem Formal

No artigo científico, a linguagem precisa ser formal e estar de acordo com as normas gramaticais. Devem ser evitados o estilo informal, termos coloquiais e linguagem cotidiana.

- *Complexidade do texto:* frases curtas diminuem a complexidade na leitura, devendo-se evitar escrever sentenças longas.
- *Especificidade:* deve-se escrever de maneira específica. A ênfase dos detalhes é importante no texto científico.
- *Ambiguidade:* devem ser evitados termos que possibilitem a ideia de mais de um sentido, que possam levar à interpretação duvidosa e/ou dupla.

Pronome Não Claro

Ex.: *A banda gástrica pode causar erosão no estômago. Isto determina sangramento em 7% dos casos.*

- Na sentença é melhor repetir o sujeito do que usar: isto, ele, eles ou em inglês: *it, they etc.*
- Substituir o pronome por "esta complicação", um sinônimo ou termo que signifique "erosão" ("este processo de migração intragástrica"). Outra opção seria substituir por: "... erosão no estômago, a qual...".

Pronome Possessivo Não Claro

Deve-se evitar o uso de pronomes, como SEU, SUA, DELE, que possam levar à confusão.

Redundâncias

O discurso que se baseia na utilização de diferentes palavras para expressar um mesmo pensamento ou ideia é um discurso prolixo, com redundância. Representa um dos problemas mais frequentes na escrita científica (Quadro 6-1).

Ex.: *Os dados foram coletados no período de tempo de 3 meses.*

- Evitar este tipo de repetição com TEMPO. Substituir por: os dados foram coletados em 3 meses.

Quadro 6-1. Exemplo de redundâncias que devem ser evitadas

Alternative choices	Separate entities
Basic fundamentals	Still persists
Completely eliminate	Quite unique
Currently underway	Very similar
Empty space	Join together
Introduced a new (Introduced a methodology)	Completely full
Mix together	Obtained results
Never before	Definitely proved
Period of time	Exactly true
First of all	

Falta de Fluência no Texto

As causas mais frequentes de ideias complementares desconectadas e separadas.

Ex.: *O nível de proteína ZETA, que foi avaliado no Laboratório da UFPE há 1 ano, foi de 2 mg/dL.*

Pode ser substituído por:
Em 2014 os pesquisadores do Laboratório da UFPE encontraram níveis de proteína ZETA de 2 mg/dL.

Transição de Ideias em Sentenças e Parágrafos

A transição entre as sentenças para a conexão de ideias torna o texto mais fluido. São divididas em quatro tipos:

- *Continuidade:* indica que o movimento de ideias continua no mesmo sentido, a segunda sentença complementa a primeira. Os conectores mais usados são – *also, moreover, first, second, in addition.*
- *Pausa:* ocorre uma parada mais suave e, habitualmente, são usadas as seguintes palavras – *for example, in other words.*
- *Contrária ou oposição:* a nova ideia surge em sentido contrário à sentença prévia. Nesse caso, os conectores mais usados são – *however, although, in contrast, on the other hand, conversely, contrarily.*
- *Conclusão:* conectores usados – *in summary, concluding.*

Dicas

- Determinar o que se quer dizer antes de escrever.
- Fazer um esboço para garantir um fluxo lógico das ideias.
- Definir o tema ou termo nas duas primeiras linhas de cada parágrafo. Isto evita a repetição da palavra ou termo ao longo do parágrafo.
- Evitar o uso de termos pouco comuns, adjetivos, advérbios e expressões indefinidas.
- Usar conectores entre as frases, como: "dessa forma", "assim", tornando a leitura mais dinâmica.
- Evitar redundâncias, descrevendo as informações com precisão e linguagem simples e direta.
- Revisar com pausa e organizar os pensamentos.
- Evitar frases muito longas: deve-se tentar reduzir frases maiores que duas linhas.
- Eliminar o verbo ser, que é importante, mas enfraquece o valor do texto.
- Cortar palavras desnecessárias: se a frase fizer sentido sem ela, esta deve ser retirada.
- Enviar o trabalho para revisão de português e *Abstract* para revisão de inglês, sendo esta a última etapa de todo o processo de confecção de um trabalho científico ou acadêmico.

CONSIDERAÇÕES FINAIS

- Em geral, a escrita científica é diferente de qualquer outro tipo de texto.
- Deve ser acessível ao leitor, clara e permitir que outros pesquisadores consigam replicar o trabalho de maneira mais fidedigna possível.
- Algumas regras básicas precisam ser lembradas, o tempo verbal deve estar de acordo com o objetivo do texto, se no passado, presente ou futuro.
- Devem-se usar termos formais, evitando redundâncias ou palavras que tenham duplo sentido.
- O sucesso do texto científico é a leitura contínua, organização de ideias e a prática do dia a dia.

BIBLIOGRAFIA

Alley M. *The craft of scientific writing*. 3th ed. New York: Springer-Verlag, 1996.
Day RA. *Como escrever e publicar um artigo científico*. 5. ed. São Paulo: Santos, 2001.
Mathews JR, Mathews RW. *Successful scientific writing*. 3th ed. Cambridge University, 2007.
Oliveira RM. Redação do trabalho científico. In: *Curso de metodologia da pesquisa científica aplicada à educação básica* – PCE, 2012. p. 20-24, cap. 4. Acesso em: 10 Abr. 2014. Disponível em <http://pceamazonas.com.br/?wpdmact=process&did=Mi5ob3RsaW5r>
Sabadini AAZP, Sampaio MIC, Koller SH. *Publicar em psicologia: um enfoque para a revista científica*. São Paulo: Associação Brasileira de Editores Científicos de Psicologia/Instituto de Psicologia da Universidade de São Paulo; 2009. Acesso em: 24 Jul. 2015. Disponível em: <http://www.ip.usp.br/portal/images/stories/biblioteca/Publicar-em-Psicologia.pdf>
Sternberg RJ, Sternberg K. *The psychologist's companion*. 4th ed. Cambridge, MA: Cambridge University, 2003.
Secaf V. *Artigo científico: do desafio a conquista*. 3. ed. São Paulo: Green Forest do Brasil, 2004. 147p.
Trzesniak P, Koller SH. A difusão do conhecimento: Editores e a comunidade cientifica. *Interamerican Journal of Psychology* 2005;39:1-4. Acesso em: 4 Abr. 2014. Disponível em: <http://www.psicorip.org/>

Escrita de Tese e Dissertação

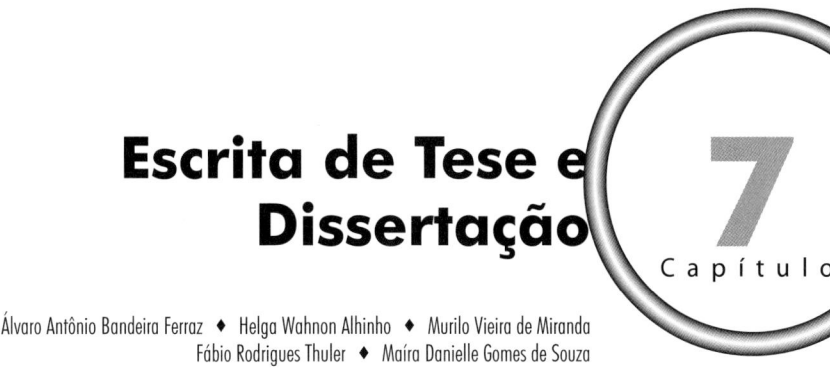

Capítulo 7

Álvaro Antônio Bandeira Ferraz ♦ Helga Wahnon Alhinho ♦ Murilo Vieira de Miranda
Fábio Rodrigues Thuler ♦ Maíra Danielle Gomes de Souza

INTRODUÇÃO

No Brasil, a partir do início dos anos 1970, vários estudos foram realizados nas mais diversas áreas do conhecimento, dando origem às dissertações de mestrado e teses de doutorado, trabalhos estes que devem ganhar a atenção dos pesquisadores.

Na pós-graduação *Stricto sensu*, destacam-se dois tipos de trabalhos: o primeiro chamado de dissertação, que é um trabalho de iniciação à ciência, onde a apresentação dos resultados é sobre um tema delimitado, não necessitando de um nível de originalidade, e, o segundo, a tese que, para Vitiello, significa: "uma proporção formulada sobre determinado aspecto, de qualquer ciência, a ser representada e definida publicamente".

Na tese existe a necessidade de uma contribuição inédita ao conhecimento científico, defendendo-se uma ideia, um método, uma descoberta, uma conclusão obtida a partir de uma pesquisa, sob orientação de um pesquisador com titulação mínima de doutor.

As teses diferem dos artigos científicos, visto que os últimos são publicados em periódicos. As dissertações e teses devem explanar o domínio do conteúdo a ser estudado, através da revisão bibliográfica, além de uma metodologia bem descrita, sendo também necessária uma discussão ampla, relacionando os achados da pesquisa com a revisão de literatura.

O objetivo do presente capítulo é auxiliar o profissional de saúde da graduação ou pós-graduação com relação à padronização e organização estrutural de dissertações e teses.

PASSOS INICIAIS DE UMA TESE OU DISSERTAÇÃO

Inicialmente, deve-se reunir e organizar todo material literário para construção da tese ou dissertação em forma de pastas e arquivos no computador. Habitualmente, o arquivo em "Word" da tese deve ser copiado, a partir do projeto inicial, e transformado em um novo arquivo. Então, deve-se trabalhar constantemente neste novo documento, de acordo com as seguintes etapas:

1. Mudar o tempo verbal do "futuro" para o "presente ou passado".
2. Adicionar novas informações, principalmente nos capítulos de "RESULTADOS" e "DISCUSSÃO", além da inserção de novos artigos científicos, que normalmente fazem parte da "INTRODUÇÃO, REVISÃO DA LITERATURA (opcional) e DISCUSSÃO".

OUTRAS AÇÕES QUE DEVEM SER REALIZADAS EM PARALELO À CONSTRUÇÃO DA TESE

- Montar um Projeto com todos os ajustes e possíveis modificações junto ao orientador e assessoria estatística.
- Colocar o projeto na Plataforma Brasil e encaminhá-lo ao Comitê de Ética em Pesquisa – CEP do local onde será desenvolvido o estudo.
- Desenvolver aptidão na busca em base de dados e Portal de periódicos CAPES (Treinamento nas Bibliotecas Central e Setorial).
- Ampliar e sistematizar o levantamento bibliográfico, rever os descritores, organizar os textos e o roteiro da revisão.
- Manter o *Curriculum Vitae Lattes* sempre atualizado.
- Após aprovação da comissão de ética, iniciar a pesquisa de campo.

Cinco Regras a Serem Seguidas

Existem algumas regras básicas que deverão ser obedecidas para o bom enquadramento da tese ou dissertação nos formatos da maioria das universidades (Quadro 7-1).

Quais São as Partes de uma Tese ou Dissertação?

A tese ou dissertação é constituída pelos seguintes elementos:

- *Pré-textuais:* antecedem o texto com informações que ajudam na identificação e utilização do trabalho.
- *Textuais:* o texto propriamente dito.
- *Pós-textuais:* complementam o trabalho.

Estas regras estão de acordo com o Programa de Pós-Graduação em Cirurgia da UFPE, mas cada programa possui suas orientações que devem ser consultadas antes da organização do trabalho.

Quadro 7-1. Cinco regras básicas na formatação das teses

A tese/dissertação entregue à banca examinadora não é o trabalho definitivo; o texto será examinado e está sujeito a sofrer modificações
Todo o texto é impresso em tinta preta, no papel branco formato A4
Fonte Times New Roman, tamanho 12 para todo o texto
Em relação à formatação, os parágrafos devem possuir espaço duplo entre linhas; margens esquerda e superior de 3 cm; direita e inferior de 2 cm
A numeração é colocada, a partir da primeira folha da parte textual, em algarismos arábicos, no canto superior direito da folha, a 2 cm da borda superior

ELEMENTOS PRÉ-TEXTUAIS

Capa

É uma proteção externa do trabalho, com informações indispensáveis à sua identificação. Na capa encontra-se o título do trabalho, que define o conteúdo do manuscrito em poucas palavras. É fundamental que o título seja bem elaborado, para chamar a atenção do leitor.

- Como desenvolver um título:
  - Deve ser elaborado no início do processo de escrita.
  - Deve conter o menor número possível de palavras (10-12), que descrevam com exatidão o conteúdo do trabalho escrito.
  - Expressar apenas uma ideia ou assunto.
  - Colocar uma palavra importante em primeiro lugar.
  - Usar palavras-chave que destacam o conteúdo principal do seu trabalho.
  - Ser claro, evitando-se palavras sem sentido.
  - Eliminar palavras redundantes, como verbos e artigos.
  - Ser o mais descritivo possível, usando termos específicos.
  - Escrever nomes científicos na íntegra.
  - Evitar o uso de abreviaturas, siglas e algarismos romanos. Podem ser interpretados de forma diferente.

Folha de Rosto

Assim como na capa, em seu topo deve vir o nome completo do autor. Na parte central encontra-se o título do trabalho e, se houver necessidade, acrescenta-se um subtítulo para especificar o assunto. Mais abaixo vem a frase que indica se é uma tese ou dissertação e o nome da universidade onde será defendida. Na base da página deve vir o nome da cidade e o ano da apresentação.

Folha de Aprovação

Elemento obrigatório, colocado logo após a folha de rosto, escrito no verso da folha (cor branca), não devendo conter o título (folha de aprovação) e nem o indicativo numérico, sendo descrito em letras pretas, maiúsculas e minúsculas, fonte *Times New Roman*, constituído pelos seguintes elementos:

- Nome do doutorando ou mestrando (na parte alta, fonte *Times New Roman*, tamanho 14, alinhamento centralizado).
- Título da Tese ou Dissertação. Caso haja subtítulo, deve ser evidenciada a sua subordinação ao título principal, precedido de dois pontos (na parte média superior, fonte *Times New Roman*, tamanho 14, espaço duplo entre linhas, alinhamento centralizado).
- Data de aprovação da Tese ou Dissertação, ex.: Tese aprovada em: 27 de março de 2013 (na parte média inferior, fonte *Times New Roman*, tamanho 14, alinhado à esquerda).
- Nome, titulação e assinatura de todos os componentes da banca examinadora e instituições a que pertencem (na parte média inferior, fonte *Times New Roman*, tamanho 14, alinhado à esquerda).
- Local (cidade) da instituição (na parte inferior, fonte *Times New Roman*, tamanho 14, alinhamento centralizado).
- Ano da defesa (logo abaixo do item e, sem espaço, fonte *Times New Roman*, tamanho 14, alinhamento centralizado).

Obs.: A data de aprovação e assinaturas dos membros componentes da banca examinadora serão colocadas após a aprovação do trabalho.

Dedicatória(s)

Opcional, colocada após a folha de aprovação, onde o autor presta homenagem ou dedica seu trabalho.

Agradecimento(s)

Esta folha deve conter o título (Agradecimento ou Agradecimentos), sem indicativo numérico, centralizado, sendo elemento opcional, colocado após a dedicatória, onde o autor faz agradecimentos dirigidos àqueles que contribuíram de maneira relevante à elaboração do trabalho. Eventuais agradecimentos às instituições responsáveis pelo apoio financeiro podem figurar em folha à parte (anexos).

Lista de Ilustrações, Tabelas, Símbolos, Abreviaturas e Siglas

Elementos opcionais, que devem ser elaborados de acordo com a ordem apresentada no texto, com cada item designado por seu nome específico, acompanhado do respectivo número da página. Quando necessário, recomenda-se a elaboração de lista própria para cada tipo de ilustração e tabela. Nestas folhas devem conter os títulos (lista de ilustrações, tabelas etc.), centralizados e sem indicativo numérico.

Sumário

Deve conter o título (Sumário), centralizado, sem indicativo numérico; elementos pré-textuais não devem figurar neste item.

O sumário é a enumeração, em algarismo arábico, desde a introdução até as referências. Deve ser localizado como o último elemento pré-textual, considerado elemento obrigatório, cujas partes são acompanhadas do(s) respectivo(s) número(s) da(s) página(s).

Resumo na Língua Vernácula

É o "cartão de visitas" da tese, devendo conter o título, centralizado, sem indicativo numérico, sendo elemento obrigatório, escrito em português, em parágrafo único; a terceira pessoa do singular do modo verbal indicativo é a pessoa gramatical de preferência. Referências, abreviaturas, fórmulas ou equações não devem constar nesta seção. Deve ser concisa, de fácil leitura e objetiva dos pontos importantes, fornecendo a essência do estudo.

Escrever um resumo envolve a sumarização de um trabalho inteiro e o fornecimento do máximo de informações possíveis; deve-se começar com um rascunho e seguir os passos abaixo:

- Identificar os principais objetivos e conclusão.
- Identificar frases com palavras-chave nos métodos.
- Identificar os principais resultados.
- Reunir as informações acima em um parágrafo único.
- Indicar a hipótese ou método utilizado na primeira frase.
- Omitir informação de fundo, revisão da literatura e descrição detalhada dos métodos.
- Rever parágrafos para que o resumo transmita apenas informações essenciais.
- Fornecer o resumo a terceiros para que estes avaliem e informem o grau de compreensão do texto.

O resumo deve conter, no máximo, 500 palavras, espaço simples entre linhas, seguido das palavras representativas do conteúdo do trabalho, isto é, palavras-chave e/ou descritores. Estes descritores devem ser integrantes da lista de "Descritores em Ciências da Saúde", elaborada pela BIREME e disponível nas bibliotecas médicas ou na Internet (http://decs.bvs.br). Todas as palavras-chave necessitam ser separadas entre si e finalizadas por ponto.

Resumo na Língua Estrangeira – *Abstract*

Deve conter o título *(Abstract)*, sem indicativo numérico, centralizado, sendo elemento obrigatório, escrito em inglês, seguindo todas as características do resumo na língua vernácula.

ELEMENTOS TEXTUAIS

Apresentação do Problema/Introdução

É um texto preliminar, no início do manuscrito, que servirá de preparação aos estudos. Deve conter a caracterização e a relevância do problema de forma explícita (argumentos que estabelecem a legitimidade do estudo científico), a hipótese/pergunta condutora da pesquisa (proposição que visa a fornecer uma explicação verossímil para um conjunto de evidências e que deve estar submetida ao controle da experiência), os objetivos da tese ou da dissertação (finalidades que devem ser atingidas) e os métodos adequados para testar as hipóteses (Quadro 7-2). Os objetivos devem ser claramente descritos, com frases curtas e concisas. Os mesmos devem ser definidos, como geral e específicos; a critério do autor, podem vir ao final da introdução ou em capítulo separado. A seguir são listadas dicas de como desenvolver uma introdução:

- Começar a introdução de forma concisa, apresentando o problema estudado e explicando exatamente o que o texto abordará.
- Indicar o objetivo da investigação (parte mais importante da introdução).
- Estabelecer a importância do trabalho (Por que houve a necessidade de realizar o estudo?).
- Introduzir o leitor à literatura pertinente.
- Definir quaisquer abreviações ou termos especializados.
- Fornecer uma discussão concisa dos resultados e conclusões de outros estudos para que o leitor entenda o quadro geral.

Quadro 7-2. Itens da introdução da tese

Caracterização/relevância do problema
Hipótese
Objetivos
Métodos

- Descrever algumas das principais conclusões apresentadas em seu manuscrito e explicar como eles contribuirão para o campo de pesquisa.
- Indicar as principais conclusões derivadas de seus resultados.
- Identificar todas as perguntas sem resposta e quaisquer novas questões geradas pelo seu estudo.
- Estar ciente de quem é o público-alvo e se certificar de que a introdução está adequada à proposta.
- Escrever no tempo presente, exceto para o que você fez ou encontrou, devendo ser no passado.

Revisão da Literatura

A revisão da literatura é um levantamento que foca os principais tópicos dos temas a serem abordados. Ela deverá dar subsídios para as hipóteses levantadas pelo autor.

O referencial teórico ancora, explica ou compreende o objeto de estudo, sendo construído a partir de uma teoria ou por construtos: "ideias e termos categoriais, princípios condutores, opiniões influentes ou conceitos essenciais adotados em uma teoria ou área de estudo". Dessa forma, esta construção deve articular o objeto de estudo com alguma teoria ou alguns construtos vindos de uma revisão de literatura.

Esta revisão ou o referencial teórico podem ser um capítulo da dissertação ou da tese sobre o tema. Quando não houver necessidade de um capítulo exclusivo para revisão da literatura, em função da extensão histórica do assunto, esta poderá ser incluída na introdução.

Deve trazer uma tabela de autores, sintetizando o que já foi referido por outros pesquisadores em relação ao assunto abordado.

Materiais e Métodos

Detalhar o necessário para que o leitor possa replicar o estudo, criticar e analisar as soluções encontradas pelo mestrando ou doutorando, frente aos problemas que podem surgir na execução do projeto. A análise dos dados deve ser escrita de modo a permitir a avaliação crítica das opções feitas. Caso a pesquisa envolva seres humanos, deverá ser assinado o Termo de Consentimento Livre e Esclarecido e os critérios de inclusão/exclusão informados. Deve também ser descrito o método estatístico utilizado para validação das hipóteses.

É fundamental escrever exatamente o que foi feito, como os experimentos foram realizados, garantindo o detalhamento suficiente para que os leitores saibam como decorreu a pesquisa.

- Dicas de como escrever os materiais e métodos:
  - Ordenar os procedimentos com relação ao tipo ou cronologia; cabe o autor decidir qual ordem de apresentação terá mais sentido para o seu leitor.
  - Usar o verbo no passado e na terceira pessoa do singular para descrever o que foi feito; ex.: "A amostra foi incubada a 37°C por 3 dias".
  - Descrever o projeto experimental de forma clara, incluindo hipóteses, variáveis, medidas, controles, tratamentos e outros.
  - Explicar por que cada procedimento foi feito, podendo fazer referência a uma publicação, como uma alternativa para a descrição de um procedimento.
  - Identificar a origem de qualquer tipo específico de equipamento, uma enzima específica, organismo ou uma cultura, a partir de um determinado fornecedor, que seja crítico para o sucesso da experiência.
  - Descrever detalhadamente todas as modificações no equipamento do fornecedor ou no equipamento construído especificamente para o estudo e, se pertinente, fornecer ilustrações das modificações.
  - Qualificar medidas e incluir erros de medição.
  - Descrever as datas e o local onde o estudo foi realizado, incluindo características físicas e biológicas pertinentes aos objetivos do estudo.
  - Identificar tratamento, usando o respectivo nome; ex.: usar "doadores saudáveis" no lugar de "grupo 1".
  - Descrever os testes estatísticos e as comparações feitas; métodos estatísticos comuns podem ser utilizados sem comentários; métodos avançados ou incomuns podem exigir uma citação da literatura ou explicação aprofundada.
  - Mostrar esta seção a um colega e questionar sobre dificuldades em reproduzir o estudo.
  - Não misturar os resultados com os procedimentos.
  - Omitir todas as informações explicativas – guardá-las para a discussão.
  - Não incluir informações que sejam irrelevantes para o leitor.

Resultados

Devem ser apresentados de forma objetiva, exata e lógica, sem interpretações ou comentários pessoais, mas devidamente descritos.

Incluem-se nesta parte tabelas, quadros ou figuras, em geral, fornecendo um título para o escolhido. Não devem ser descritos no texto todos os dados das tabelas e quadros, destacando-se apenas as observações mais importantes que serão objetos de discussão. Use o verbo no passado, de preferência use porcentagem em vez de números absolutos, certificando-se de que os dados são precisos e consistentes em todo o manuscrito; resuma a análise estatística, comunicando os valores, sendo claro, conciso e preciso com os resultados.

Os resultados obtidos devem ser expostos para a elaboração dos artigos de revisão e original. Tanto o primeiro, como o segundo deverão ser submetidos ou publicados em revistas científicas indexadas (formatados de acordo com as normas do periódico que foi/será submetido pelo doutorando ou mestrando como autor principal). No caso do doutorando, a comprovação da submissão dos artigos deverá ser incluída no item "Anexos".

Discussão

Sua finalidade é discutir, interpretar e analisar os resultados, procurando demonstrar que as hipóteses, quando colocadas no trabalho de maneira explícita, são verificadas, e que os objetivos propostos foram atingidos.

Deve restringir-se aos dados obtidos e aos resultados alcançados, enfatizando os novos e importantes aspectos observados e discutindo as concordâncias e divergências com outros achados já publicados. Para dar maior consistência ao estudo, deve-se destacar a contribuição de alguns autores com os quais se impõe uma discussão mais aprofundada.

Para tornar clara a mensagem a ser transmitida, a discussão deve ser mais curta possível, afirmando, apoiando, explicando, defendendo suas respostas, discutindo outras questões importantes e diretamente relevantes. Em alguns casos, faz-se necessária a discussão dos métodos.

A referência às limitações do estudo deve vir no último ou penúltimo parágrafo desta seção, para que não haja um enfraquecimento/empobrecimento do texto escrito. A seguir, são listados alguns passos para desenvolver uma discussão:

- Ordenar a discussão do específico para o geral: suas conclusões, a literatura, a teoria e a prática.
- Usar as mesmas palavras-chave, o mesmo tempo verbal (tempo presente), e o mesmo ponto de visão de que você usou ao colocar as questões na introdução.
- Começar afirmando a hipótese que você estava testando e responder às perguntas colocadas na introdução.
- Apoiar as respostas com os resultados.
- Descrever todos os resultados relativos às questões.
- Defender suas respostas e, se necessário, explicar por que a sua resposta é satisfatória e por que a dos outros autores não é, mostrando ambos os lados para o argumento que pode tornar a sua explicação convincente.

- Discutir e avaliar explicações conflitantes sobre os resultados. Este é o sinal de uma boa discussão.
- Discutir quaisquer resultados inesperados, sempre começando o parágrafo com a descoberta e, em seguida, a descrição do achado.
- Identificar possíveis limitações e fraquezas e comentar sobre a relação e a importância destes para a sua interpretação dos resultados e como eles podem afetar a validade das conclusões. Ao identificar as limitações e fraquezas, evitar o uso de um tom de desculpas.
- Resumir de forma concisa as principais implicações dos achados, independentemente da significância estatística.
- Fornecer recomendações (não mais do que duas) para futuras pesquisas. Não oferecer sugestões que poderiam ter sido facilmente abordados dentro do estudo, pois mostra que houve análise e interpretação dos dados de forma inadequada.
- Explicar como os resultados e conclusões do estudo são importantes e como eles influenciam o conhecimento ou compreensão do problema que está sendo examinado.

Considerações Finais

Nesta etapa devem-se expor as consequências das observações realizadas. É o momento de emitir eventuais generalizações, não sendo uma repetição dos resultados, mas sim uma boa síntese deles. É constituído de respostas às indagações feitas, isto é, às questões enunciadas na introdução e detalhadas nos objetivos. O autor deverá se posicionar frente ao problema estudado e poderá incluir recomendações, inclusive discutir novas hipóteses e, consequentemente, novos estudos e experimentos.

Conclusões

Esta seção representa o conjunto das conclusões mais importantes, obrigatoriamente discutidas no texto, respondendo aos objetivos propostos, sem citar números e referências, devendo iniciar com uma informação que chame a atenção do leitor. É uma síntese do que foi defendido na discussão, local onde o leitor deve ficar satisfeito com os conceitos abordados.

As conclusões não devem extrapolar o âmbito dos dados obtidos; é onde o pesquisador explica a importância do estudo ao leitor, provando à comunidade científica que seus resultados são dignos de nota, comprovados pela autenticidade da sua hipótese.

ELEMENTOS PÓS-TEXTUAIS

Referências

As referências são elementos obrigatórios, formados por um conjunto padronizado de elementos descritivos, retirados de um documento, que permite sua identificação individual, devendo conter o título (**Referências**), sem indicativo numérico, centralizado. As referências são alinhadas à esquerda, exceto as dos capítulos que foram enviados para publicação.

Apêndices

Textos ou documentos elaborados pelo autor da dissertação/tese, com a finalidade de complementar sua argumentação, sem prejuízo da unidade nuclear do trabalho. Esta folha, elemento opcional, deve conter o título (**Apêndice**), sem indicativo numérico, centralizado.

Anexos

Texto ou documento não elaborado pelo autor e que serve de fundamentação, comprovação ou ilustração. Esta folha, elemento opcional, deve conter o título (**Anexo**), sem indicativo numérico, centralizado.
Ex.:
ANEXO A – Parecer do Comitê de Ética em Pesquisa
ANEXO B – Documentação de Encaminhamento do Artigo ao Periódico

CONSIDERAÇÕES FINAIS

- É fundamental que o aluno de graduação e pós-graduação aprenda o passo a passo da padronização e organização estrutural de dissertações ou teses para a obtenção de um trabalho de qualidade.
- A escrita de uma dissertação contribui para a melhora em determinada área de conhecimento ou aplicação de uma técnica conhecida em uma nova área, já a tese traz uma contribuição nova e substancial ao conhecimento.

BIBLIOGRAFIA

Associação Brasileira de Normas Técnicas. NBR-6028: informação e documentação – resumos – apresentação. Rio de janeiro, 2003.

Balzan NC. Teses e dissertações: a qualidade em questão. Desdobramentos. Campinas, Sorocaba: Avaliação, 2012 Nov.;17(3):827-49. Acesso em: 16 Abr. 2014. Disponível em: <http://www.scielo.br/pdf/aval/v17n3/a11v17n3.pdf>

Carvalho V. Sobre construtos epistemológicos nas ciências: uma contribuição para a enfermagem. *Rev Latino-Am Enfermagem* 2003 Jul./Ago.11(4):420-28. Acesso em: 18 Mar. 2008. Disponível em: <http://www.scielo.br/scielo.php?script=sci_ arttext&pid= S0104-11692003000400003&lng=pt&nrm=iso>

Faculdade de Medicina da Universidade de São Paulo. *Guia de apresentação de dissertações, teses e monografias*. 2. ed. São Paulo: Serviço de biblioteca e documentação, 2005.

Gonsalves EP. *Conversas sobre Iniciação à pesquisa científica*. 5. ed. Campinas: Alínea, 2011. p. 13-17.

Haddad N. *Metodologia de estudos em ciências da saúde. Como planejar, analisar e apresentar um trabalho científico.* São Paulo: Roca, 2004.

San Francisco Edit. Scientific, Medical and General Proofreading and Editing [Internet]. 2003-2014. Acesso em: 10 Out. 2014. Disponível em: <http://www.sfedit.net/newsletters.htm>

Spector N. *Manual para a redação de teses, projetos de pesquisa artigos científicos*. 2. ed. Rio de Janeiro: Guanabara Koogan, 2001. p. 16-59.

Vitiello N. *Redação e apresentação de comunicações científicas*. São Paulo: BYK, 1998.

UFPE. Orientações para ingresso no Programa de Pós-Graduação em Cirurgia. 2013. Acesso em: 15 Abr. 2014. Disponível em: <http://www.ufpe.br/ppgc/images/ documentos/orientacoes_ingresso.pdf>

Escrita de Artigo Científico

Capítulo 8

Amador García Ruiz Gordejuela ♦ Helga Wahnon Alhinho
Milton Ignácio Carvalho Tube ♦ Natália de Oliveira Menezes ♦ Rena C. Moon

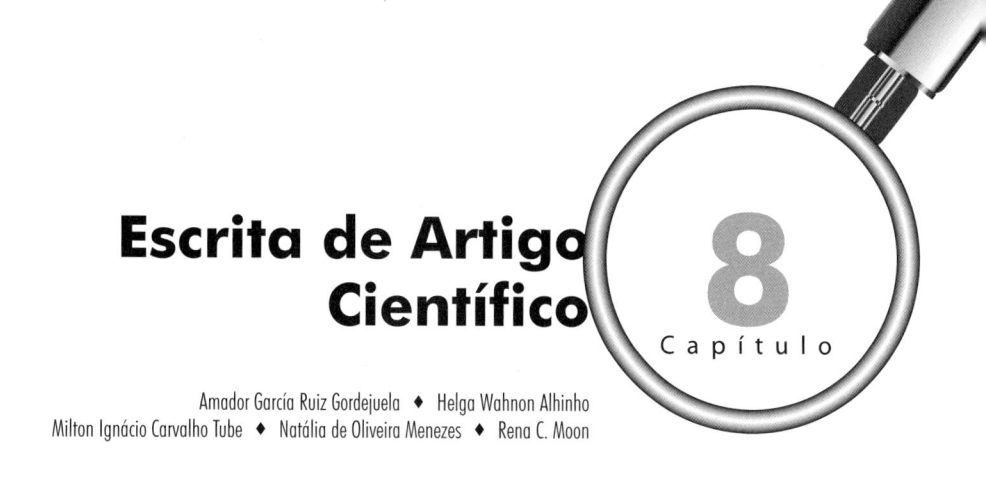

INTRODUÇÃO

A publicação de artigos é o ápice da atividade científica, proporcionando a um grande número de pessoas a oportunidade de acessar os mais novos estudos produzidos no mundo acadêmico, dando visibilidade às pesquisas e aos pesquisadores.

Neste capítulo apresentamos a estrutura necessária para elaboração de um artigo científico original, explicando o alcance e objetivo dos itens componentes.

ESTRUTURA DE UM ARTIGO CIENTÍFICO

Título

O ideal é que o título seja elaborado após a escrita do manuscrito completo, devendo ser curto, conciso e claro. Idealmente deve ter menos de 10 palavras e não incluir abreviaturas ou siglas. O título pode ser informativo, por exemplo: "Alta incidência de infarto de miocárdio em fumantes" ou indicativo "Incidência do infarto de miocárdio em fumantes".

Resumo

Geralmente, descreve brevemente o conteúdo do trabalho e, ao se tratar de um artigo original, costuma ser mais extenso (descrição curta de todas as seções do trabalho, incluindo resultados e conclusões). O resumo pode ser *estruturado*, englobando os seguintes itens: objetivo, metodologia (desenho, local de estudo, sujeitos), resultados e conclusões, ou *não estruturado*, onde a informação geralmente é transmitida em dois ou três parágrafos. Observe que no resumo estruturado a Introdução é substituída pelos Objetivos, a Discussão pelas Conclusões, e a Metodologia pode ser separada em seus componentes.

Os erros mais frequentes na redação do resumo são: não planejar claramente a pergunta ou ser demasiado longo ou muito detalhado. Ao se escrever um resumo deve-se ter em mente as orientações aos autores da revista selecionada, estas devem ser seguidas de modo a evitar rejeição do artigo.

Palavras-Chave

As palavras-chave possibilitam a busca do artigo apresentado nas diferentes bases de dados. O número de palavras-chave geralmente está especificado nas "Instruções aos Autores", normalmente entre 3 e 10. As palavras devem ser selecionadas na lista dos *MeSH terms* (Medical Subject Headings), do *Index Medicus, DeCS* (Descritores em Ciências da Saúde) ou de outra base de dados confiável.

Para aumentar a chance de que o artigo seja encontrado, devem ser utilizadas palavras-chave de conhecimento comum, e podem também ser utilizadas algumas mais novas e específicas, focalizando no tema do artigo. O ideal é que haja um equilíbrio entre o grau de conhecimento comum e inovação nos termos escolhidos.

Introdução

É o primeiro tópico elaborado no artigo, tem como objetivo apresentar o trabalho, chamando a atenção do leitor. Deve ter boa qualidade, cerca de quatro a seis parágrafos, escritos com linguagem clara e concisa, respondendo à pergunta "O que motivou a realização deste trabalho?". Necessita descrever o interesse que o tema ocupa no contexto científico atual, citando os trabalhos prévios sobre o tópico escolhido, os aspectos que já foram esclarecidos e os que ainda precisam de maiores estudos e, consequentemente, maiores esclarecimentos.

Este é o momento que o pesquisador deverá unir suas inquietudes e perguntas ao estudo já existente sobre o tema em questão, a literatura científica. É conveniente que o último parágrafo da Introdução seja utilizado para resumir o **objetivo** da pesquisa (Quadro 8-1).

O primeiro parágrafo deve mostrar ao leitor porque o artigo escrito é importante, convencendo-o a continuar lendo. Podem ser mostrados números de epidemiologia, impacto financeiro, lembrando que a escrita deve ser focada no público-alvo, não repetindo fatos de conhecimento comum deste público. A seguir deve-se falar sobre a lacuna de informação na literatura, ressaltando a importância do artigo. No terceiro parágrafo inicia-se uma revisão da literatura que sustente a lacuna existente. A função desta seção não é revisar todo o conhecimento do tema, mas prover ao leitor um *background* necessário ao entendimento da lacuna existente no tema. Na última seção da intro-

Quadro 8-1. Estruturação básica de uma introdução de artigo científico

Significância
Lacuna de informação
Revisão da literatura que apoia/sustenta a lacuna
Objetivos e hipóteses

dução são apontados os objetivos principais dos estudos e as respectivas hipóteses, preenchendo a lacuna evidenciada.

O mais importante é garantir que a pergunta escolhida como base da futura pesquisa já não tenha sido respondida anteriormente por outro pesquisador, ou seja, a existência da lacuna. Este fator é verificado mediante a revisão da literatura, parte mais cautelosa do trabalho, pois sempre existe a possibilidade de que este levantamento propicie a conclusão de que não há necessidade de mais produção científica sobre um determinado assunto.

Materiais e Métodos

A metodologia deve ser escrita de maneira detalhada, concreta e clara, mostrando como foi realizada a pesquisa, sem redundância, permitindo que outro pesquisador, através das informações apresentadas, consiga reproduzir o estudo de maneira semelhante.

Nesta seção responde-se à pergunta "como foi realizada a pesquisa?". Uma vez esclarecidas as razões que justificam o início do projeto, é necessário pensar como levá-lo à prática. Para isso, a ajuda de um epidemiologista ou estatístico é de grande importância. Muitos estudos fracassam por defeitos na metodologia utilizada, por exemplo:

- Não se pode levar adiante uma pesquisa de causalidade com um desenho transversal.
- É ineficiente fazer um estudo prospectivo, mais longo e custoso, se o objetivo for simplesmente *explorar* uma hipotética relação causa-efeito, que poderia ser resolvida num estudo retrospectivo, mais rápido e barato. Um estatístico ou epidemiologista colabora para que pesquisadores inexperientes não incorram em erros cruciais que provavelmente inviabilizarão ou não darão credibilidade ao estudo.

A seção se organiza nas 5 áreas descritas a seguir:

1. **Tipo de estudo:** descreve-se o desenho do experimento (aleatório, controlado, casos e controles, ensaio clínico, prospectivo etc.).
2. **Amostra:** é uma porção de elementos retirados da população em que foi realizado o estudo. Também devem ser descritos os seguintes itens: uni-

verso – refere-se ao conjunto de elementos de onde é tomada a amostra; população – definido como o grupo com determinadas características sobre o qual é feito o estudo; amostragem – é o processo de retirada da amostra da população em estudo e tem várias modalidades (amostragem probabilística, não probabilística, casual simples, casual estratificada entre outras); seleção – descreve os critérios, utilizados para a inclusão e exclusão dos sujeitos dentro da amostra.
3. **Local de estudo:** indica o lugar onde é realizado o estudo (hospital, assistência primária, escola etc.).
4. **Intervenções:** descreve as técnicas, tratamentos, métodos (utilizar nomes genéricos sempre), medições e unidades, provas-piloto, aparelhos e tecnologia que foram utilizados na pesquisa.
5. **Análise estatística:** apresenta as provas e testes estatísticos utilizados no tratamento dos dados.

Resultados

Esta seção expressa claramente os resultados do experimento descrito nos Materiais e Métodos, apresenta as provas que apoiam tais desfechos, seja na forma de tabelas, figuras ou quadros que devem ser autoexplicativos para que possam ser observados e entendidos de forma rápida e clara. Orienta-se que a construção desta seção comece pela elaboração das tabelas, figuras e quadros, e posteriormente, seja inserido o texto em função dos mesmos.

O primeiro parágrafo do texto deve ser utilizado para resumir numa frase concisa, clara e direta o achado principal do estudo. Esta etapa deve ser escrita utilizando-se verbos em tempo passado e, embora se utilize muito a voz passiva ou impessoal: "verificou-se que...", como preferem alguns editores, a tendência atual é utilizar a voz ativa em primeira pessoa do plural: "Vimos que...".

Discussão

Esta etapa do trabalho é o coração do manuscrito, onde a maioria dos leitores se deterá após a leitura do resumo, portanto, torna-se a mais complexa e, consequentemente, uma das mais difíceis de elaborar e organizar.

- Sugestões para sua organização:
  - Comece a Discussão com a resposta à pergunta da Introdução, seguida imediatamente com as provas expostas nos resultados que a corroboraram.
  - Escreva essa seção usando o tempo verbal no presente ("estes dados indicam que...").
  - Exponha e comente claramente, em lugar de ocultar os resultados anômalos, dando-lhes uma explicação o mais coerente possível ou simples-

mente dizendo que isto é o que foi encontrado, embora no momento não tenha uma explicação.

- Especule e teorize fazendo associações entre os resultados encontrados e a literatura especializada, isto provavelmente aumentará o interesse dos leitores e tornará seu trabalho mais envolvente.
- Cada achado (ou grupo de achados) deve ser discutido em um parágrafo, sendo comparado à literatura, envolvendo os artigos que corroboram os resultados e os com resultados contrários.
- No fim da discussão devem ser listadas as limitações do estudo, explicando o que foi feito para diminuir a influência destas limitações nos resultados, e sugerindo tópicos para que novos estudos sejam realizados no tema.

Conclusão

Deve expressar a relação entre os objetivos da pesquisa e os materiais e métodos, os resultados e a discussão. Confirma ou nega a hipótese planteada, e deve ser escrita de maneira clara e concisa. Deve estar em concordância com a hipótese listada na introdução.

Agradecimentos

Serão colocados no lugar que determine o editor da revista nas "Instruções para os Autores"; pode ser na primeira página ou após a conclusão. Devem ser incluídas nos agradecimentos, embora não entre os autores, as pessoas que tenham prestado ajuda técnica (técnicos de laboratório, secretárias etc.) ou tenham sido de inestimável apoio moral (chefe do Departamento etc.).

Referências Bibliográficas

A bibliografia será citada segundo as normas exigidas pela revista. Salvo casos de publicações de grande relevância histórica, as citações devem ser recentes e não superiores a 5-10 anos. Essa normativa frequentemente segue de maneira bastante uniforme as normas de *Vancouver*.

Para citação de **revistas** indica-se a seguinte ordem:

- Nome dos autores: até no máximo seis, separados por vírgulas, com seus sobrenomes e as letras iniciais sem pontos (exceto após a última inicial do último autor). Se ultrapassado o número de seis, devem ser escritos os seis primeiros e acrescentar "*et al.*", abreviação da expressão latina "*et alii*" que significa "e outros". Se o autor é um Comitê, deve-se colocar o nome do Comitê.
- Título do trabalho, terminado com um ponto.

- Nome da Revista biomédica, em sua expressão abreviada, segundo aparece no *Index Medicus*.
- Ano de publicação – ponto e vírgula –, Volume, – abrir parênteses –, Número ou mês do exemplar (este dado pode ser omitido), – Fechar parênteses, – dois pontos, – Páginas do artigo (a primeira e a última, separadas por hífen).
- Quando se trata de capítulos de **livros** em que vários autores colaboraram, cita-se da seguinte forma:
  - Autor/es do capítulo.
  - Título do capítulo.
  - Autor/es do livro.
  - Título do livro.
  - Cidade onde foi impresso.
  - Editorial onde foi publicado.
  - Ano de publicação.
  - Páginas (primeira e última) do capítulo.
- Exemplos:
  1. International Committee of Medical Journal Editors. Uniform requirements for manuscripts submitted to biomedical journals. *N Engl J Med* 1991;324:424-5.
  2. Weinstein L, Swartz MN. *Pathologic properties of invading microorganisms.* In: Sodeman WA, editor. Pathologic physiology: mechanisms of disease. Philadelphia: Saunders, 1974:457-72.

Além da normativa de *Vancouver*, existe a normativa para a citação de publicações na bibliografia de trabalhos científicos, segundo a *American Psychology Association*.

CONSIDERAÇÕES FINAIS

- Todo pesquisador deseja publicar, pois este é o ápice da atividade científica, proporcionando a oportunidade de acessar os mais novos estudos produzidos no mundo acadêmico, dando visibilidade às pesquisas e aos pesquisadores.
- As estruturas necessárias para elaboração de um artigo científico são: título, resumo, palavra-chave, introdução, materiais e métodos, resultados, discussão, conclusão, agradecimentos e referências bibliográficas, cada uma com sua importância.

BIBLIOGRAFIA

Demo P. *Metodologia do conhecimento científico*. São Paulo: Atlas, 2000.
Giannasi-kaimen MJ, Di Chiara IG, Carelli AE *et al*. *Normas de documentação aplicadas à área da saúde. Um manual para uso dos requisitos uniformes do International Committee of medical Jounal Editors – ICMJE- Requisitos de Vancouver*. Rio de Janeiro: E-papers, 2008.
Minayo MCS. *Pesquisa social: teoria, metodologia e criatividade*. 30. ed. Petrópolis: Vozes, 2011.
Prodawnov CC. *Manual de metodologia cientifica*. 30. ed. Novo Hamburgo: Feevale, 2006.
Severino AJ. *Metodologia do trabalho científico*. São Paulo: Cortez, 2013.

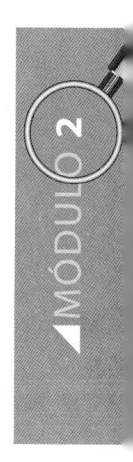

Revisão Sistemática e Metanálise

Capítulo 9

Lyz Bezerra Silva ♦ Bruno Leandro de Melo Barreto ♦ Marília Batista
Fernanda Barbosa de Andrade ♦ Carlos Alberto Malheiros

INTRODUÇÃO

Segundo o Ministério da Saúde, a revisão sistemática (RS) é um método de síntese de evidências que avalia e interpreta todas as pesquisas relevantes disponíveis para uma questão particular, área do conhecimento ou fenômeno de interesse. A metodologia utilizada nas revisões sistemáticas é explícita, confiável e rigorosa. Pode ser utilizado método estatístico (metanálise) que aumenta a confiabilidade dos resultados analisados.

A palavra "metanálise" origina-se do grego "além da análise". Consiste em uma análise estatística que resume os resultados de vários estudos em um parecer único, podendo ser uma etapa da revisão sistemática. Uma RS não necessariamente é uma metanálise, pois em alguns casos não é possível aplicar tal metodologia.

Este capítulo tem como objetivo nortear o leitor na interpretação e elaboração de uma revisão sistemática como também uma metanálise.

REVISÃO SISTEMÁTICA

Consiste numa revisão da literatura com metodologia abrangente, imparcial e reprodutível, localizando e sintetizando evidências de estudos científicos com a finalidade de responder uma questão específica, aumentando o poder dos resultados. As RS são bastante úteis quando não há grandes estudos disponíveis no tema desejado, fornecendo uma síntese do conhecimento disponível. As metanálises combinam dados de todos os estudos que avaliaram um mesmo tratamento, obtendo uma maior precisão por causa do aumento do tamanho da amostra.

As principais limitações de uma revisão sistemática são: o viés de publicação, viés no estudo original, e a dificuldade em combinar estudos com populações heterogêneas entre outras.

Etapas da Revisão Sistemática

- *Definição da questão da pesquisa:* pode ser utilizado o acrônimo PICO, em que cada letra representa um item da questão (Quadro 9-1).
- *Definição dos critérios de inclusão e exclusão:* podem ser vários e devem ser estabelecidos antes de dar início à revisão (ex.: data de publicação, idade da população, língua de publicação etc.).
- *Busca da literatura:* visa descobrir se a questão da pesquisa já foi respondida por outro estudo, ou até por outra revisão sistemática.
- *Desenho de protocolo:* visa registrar todo o processo de realização da revisão, que deverá ser reportado na publicação. Devem ser listados todos os critérios de inclusão e exclusão, bases de dados a serem utilizadas, palavras-chave da estratégia de busca, hipóteses e desfechos esperados e a metodologia do processo de triagem e seleção dos artigos.
- *Busca de estudos elegíveis:* a busca deve ser a mais completa e reprodutível possível, de preferência realizada em diversas bases de dados e englobando também estudos não publicados *(grey literature)*, devidamente selecionados. Estas referências não publicadas podem ser encontradas em anais de congressos, teses e dissertações, e a busca pode também ser feita *online*. O objetivo é reunir o maior número de referências pertinentes, e para isto deve ser elaborada uma boa estratégia de busca, de preferência utilizando termos consagrados, como os MeSH (ver Capítulo *Busca de Artigos Científicos nas Bases de Dados*). No protocolo devem ser registrados todos os detalhes da busca realizada, garantindo a reprodutibilidade e facilitando possíveis futuras atualizações.
- *1ª Triagem – títulos iguais (duplicatas):* caso o trabalho esteja indexado em mais de uma base de dados, descarta-se uma das cópias, o que pode ser feito com relativa facilidade em *softwares* de gerenciamento de referências (ver Capítulo *Gerenciamento de Referências Bibliográficas*); É importante que em todas as etapas de triagem sejam registrados os números de artigos excluídos, já que esses números deverão ser listados na seção de metodologia da revisão.

Quadro 9-1. Definição dos itens do acrônimo PICO

	Acrônimo PICO	
P	População	População incluída nos estudos
I	Intervenção	Intervenção a ser investigada
C	Controle	Comparador ou controle
O	Desfecho *(outcome)*	Desfechos investigados

- *2ª Triagem – os títulos e resumos:* é realizada uma triagem rápida através da leitura de títulos e resumos de todos os artigos selecionados na busca. Esta etapa deve ser realizada por uma dupla de revisores, de forma independente, e em caso de discordância, o artigo é passado para a fase seguinte. Também devem prosseguir, para a próxima etapa, os artigos cujos títulos sejam sugestivos de inclusão, mesmo que o resumo não esteja disponível.
- *4ª Triagem – leitura do texto:* para a confirmação da elegibilidade dos artigos escolhidos na triagem anterior, é realizada a leitura integral de cada artigo. Semelhante à etapa anterior, dois revisores analisam os textos, de modo independente; em caso de discordância, esta deve ser resolvida, ou por consenso, ou por um terceiro revisor. É importante registrar os motivos de exclusão dos artigos nesta fase. No final do processo, haverá o total de estudos que irão compor a revisão sistemática e a tabela de autores.
- *Elaboração de fluxograma:* após a seleção dos artigos, deve ser elaborado um fluxograma que será incluído no manuscrito do artigo. Nele constam o número de artigos resultantes da busca e o passo a passo da triagem, e seu resultado final (Figs. 9-1 e 9-2).
- *Elaboração da tabela de autores/extração de dados:* a tabela de autores é uma maneira de extrair e apresentar as informações obtidas a partir da leitura dos textos selecionados (Figs. 9-3 e 9-4). Da mesma maneira que nas etapas anteriores, o preenchimento da tabela é feito por uma dupla de revisores independentes. A tabela de autores consiste em distribuir em colunas as informações/variáveis, previamente estabelecidas, que foram encontradas nos artigos de interesse, por exemplo: título do artigo, autor,

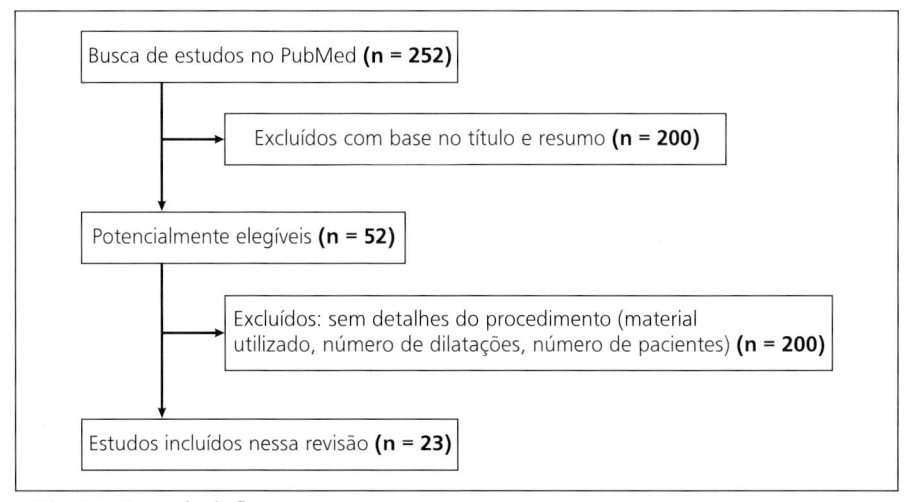

Fig. 9-1. Exemplo de fluxograma.
Fonte: Endoscopic dilation of gastrojejunal anastomosis after gastric bypass. *ABCD Arq Bras Cir Dig Review Article* 2012;25(4):283-289.

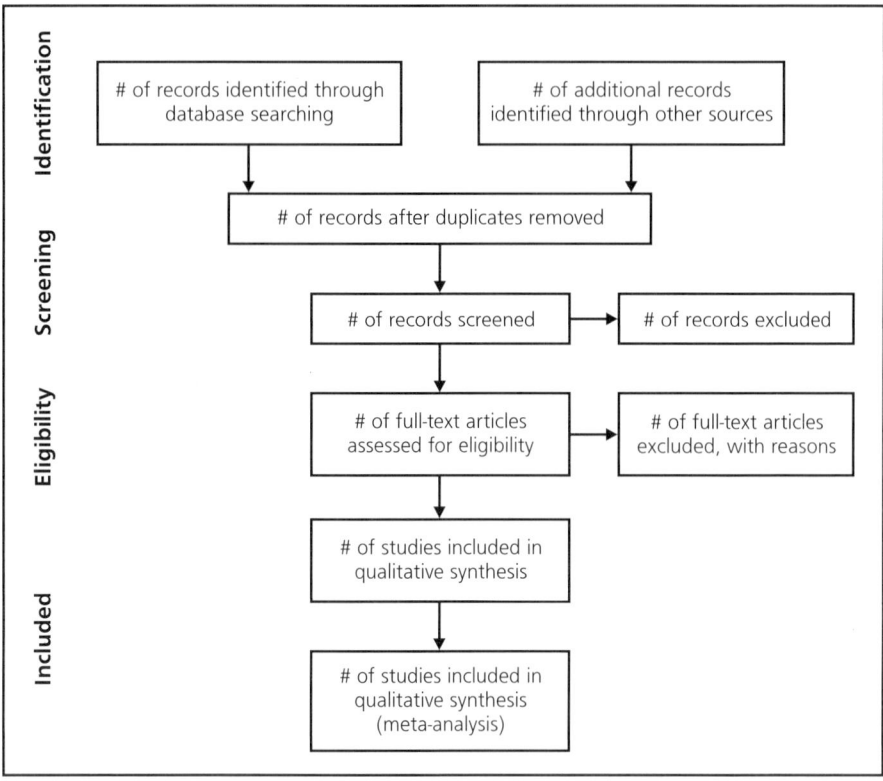

```
                                    ┌─────────────────────────────┐       ┌─────────────────────────────┐
                    Identification  │ # of records identified     │       │ # of additional records     │
                                    │ through database searching  │       │ identified through other    │
                                    │                             │       │ sources                     │
                                    └──────────────┬──────────────┘       └──────────────┬──────────────┘
                                                   │                                     │
                                                   └──────────────┬──────────────────────┘
                                                                  ▼
                                    ┌─────────────────────────────────────────────┐
                                    │ # of records after duplicates removed       │
                                    └──────────────────────┬──────────────────────┘
                    Screening                              ▼
                                    ┌─────────────────────────┐       ┌─────────────────────────┐
                                    │ # of records screened   │──────▶│ # of records excluded   │
                                    └────────────┬────────────┘       └─────────────────────────┘
                                                 ▼
                                    ┌─────────────────────────┐       ┌─────────────────────────┐
                    Eligibility     │ # of full-text articles │──────▶│ # of full-text articles │
                                    │ assessed for eligibility│       │ excluded, with reasons  │
                                    └────────────┬────────────┘       └─────────────────────────┘
                                                 ▼
                                    ┌─────────────────────────┐
                                    │ # of studies included   │
                                    │ in qualitative synthesis│
                    Included        └────────────┬────────────┘
                                                 ▼
                                    ┌─────────────────────────┐
                                    │ # of studies included   │
                                    │ in qualitative synthesis│
                                    │ (meta-analysis)         │
                                    └─────────────────────────┘
```

Fig. 9-2. Exemplo de fluxograma.
Fonte: Liberati A, Altman DG, Tetzlaff J et al. The PRISMA statement for reporting systematic reviews and meta-analyses of studies that evaluate health care interventions: explanation and elaboration. *PLoS Med* 6(7):e1000100. doi:10.1371/journal.pmed.1000100.

ano de publicação, tipo de estudo, incidência, idade, sexo, hipótese diagnóstica, seguimento e tratamento, entre outros. É um método que possibilita enfatizar qual foi o foco da leitura e a origem de cada informação que respaldará os argumentos e a análise do autor do novo artigo. Nem sempre um texto apresenta todas as informações, por isso, algumas colunas podem apresentar lacunas, o que não retira a relevância do artigo, caso este possa contribuir com outros dados de interesse. Apesar disso, quanto mais colunas um artigo contempla, mais valioso ele será como referência. Assim, a partir da composição da tabela de autores, é possível identificar os textos de apoio que mais contribuirão à nova publicação.
- *Avaliação da qualidade dos artigos incluídos:* todos os estudos selecionados para compor a RS devem ter sua qualidade avaliada de maneira individual. Existem várias escalas e metodologias para realizar esta avaliação, sendo o GRADE *(Grades of Recommendation, Assessment, Development*

Autor	n	Grampeador	Local	Anestesia	Dilatações (n)	Balão/dilatador	Balão/dilatador (mm)	Dilatação (min)	Complicações (n)	Sucesso (%)	Reoperação (n)
Ahmad J et al., 2003[1]	14	GNE	NR	NR	23	NR	10-25	1	Não	100	0
Alasfar F et al., 2009[2]	29	circular	ambulatorial	sedação profunda	36	TTS	10-12	1	Não	100	0
Barba CA et al., 2003[3]	24	circular	ambulatorial	sedação profunda	33	TTS	8-13	1	Não	100	0
Bell RL et al., 2003[4]	3	linear	ambulatorial	sedação profunda	6	Savary ou TTS	5-20 (Savary) 6-20 (Balão)	1-3	Não	100	0
Caro L et al., 2008[6]	111	NR	ambulatorial	sedação profunda	200	TTS	6-18	1	Sim	100	0
Catalano MF et al., 2007[8]	26	circular	ambulatorial	sedação profunda	63	TTS	8-15	1	Não	100	0
Costa AF et al., 2009[9]	30	NR	ambulatorial	sedação profunda	48	Savary ou TTS	mas 12,8 (Savary) máx 14 (TTS)	NR	Não	100	0
Doloe CJ et al., 2009[10]	11	circular	NR	NR	11	TTS	10-18	NR	Não	90,9	1
Escalona A et al., 2007[11]	53	sutura	ambulatorial	NR	71	Savary	máx 11	NR	Sim	100	0
Fernández-Esparrach G et al., 2008[12]	24	circular	ambulatorial	sedação profunda	38	Savary	7-12,8	NR	Não	100	0
Lee JK et al., 2009[16]	40	NR	NR	NR	86	TTS	6-18	1	Não	100	0
Mathew A et al., 2009[17]	58	circular ou linear	NR	NR	125	NR	6-12	NR	Sim	100	0
Mishkin JD et al., 1988[18]	7	linear	NR	NR	7	Balão	12-15	NR	Não	42,8	4
Nguyen NT et al., 2003[19]	29	circular	ambulatorial	sedação profunda ou anestesia geral	35	TTS	18	±1	Não	100	0
Peifer KJ et al., 2007[20]	43	circular ou sutura	NR	NR	56	TTS	9-20	NR	Sim	97,6	1
Rajdeo H et al., 1989[22]	8	linear	hospitalar	sedação profunda ou anestesia geral	11	TTS	6-20	2	Não	87,5	1
Rossi TR et al., 2005[23]	38	circular	ambulatorial	sedação profunda	61	NR	NR	2	Sim	100	0
Ryskina KL et al., 2010[24]	58	circular ou sutura	NR	NR	117	TTS	8-15	NR	Não	100	0
Sanyal AJ et al., 1992[25]	20	NR	ambulatorial ou hospitalar	sedação profunda	23	TTS	10-12	1	Não	100	0
Schwartz ML et al., 2004[26]	30	linear	ambulatorial	NR	68	Balão	10-18	NR	Sim	73,3	8
Takata MC et al., 2007[28]	15	circular ou linear	ambulatorial	sedação profunda	22	TTS	6-20	NR	Não	100	0
Ukleja A et al., 2008[29]	61	circular ou linear	NR	sedação profunda	128	TTS	6-18	1	Sim	100	0
Vance PL et al., 2002[30]	28	NR	NR	sedação profunda	41	Balão	20	1-3	Não	100	0
Total = 23 artigos (100%)	760	15 (65,2%) grampeador 2 (8,7%) grampeador ou sutura 1 (4,3%) sutura 5 (21,7%) NR	9 (39,1%) ambulatorial 1 (4,3%) hospitalar 1 (4,3%) ambulatorial ou hospitalar 12 (52,1%) NR	12 (52,1%) sedação profunda 2 (8,7%) sedação profunda ou anestesia geral 9 (39,1%) NR	1298	17 (73,9%) Balão 2 (8,7%) Savary 2 (8,7%) Savary ou Balão 2 (8,7%) NR	Savary: 5-20 Balão: 6-25	13 (56,5%) 1,3 min 10 (43,4%) NR	7 (30,4%) Sim 16 (69,6%) Não	98	15

NR, não relatado; GNE, grampeador não específico; TTS, balão trough the scope; Savary, dilatador de Savary-Gilliard.

◀ **Fig. 9-3.** Exemplo de tabela de autores.
Fonte: Endoscopic dilation of gastrojejunal anastomosis after gastric bypass. ABCD Arq Bras Cir Dig Review Article 2012;25(4):283-289.

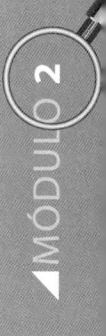

Source	Setting	No. of Patients	Age Range	Inclusion Criteria	Antiemetic Agent	Route	Follow-Up
Freedman et al., 2006	ED	214	6 months-10 years	GE with mild to moderate dehydration and vomiting in the preceding 4 hours	Ondansetron	PO	1-2 weeks
Reeves et al., 2002	ED	107	1 months-22 years	GE and vomiting requiring IV rehydration	Ondansetron	IV	5-7 days
Roslund et al., 2007	ED	106	1-10 years	GE with failed oral rehydration attempt in ED	Ondansetron	PO	1 week
Stork et al., 2006	ED	137	6 months-12 years	GE, recurrent emesis, mild to moderate dehydration, and failed oral hydration	Ondansetron and dexamethasone	IV	1 and 2 days

ED, emergency department; GE, gastroenteretis; IV, intravenous; PO, by mouth.
Adapted from (135).
doi:10.1371/journal.pmed.1000100.t002

Fig. 9-4. Exemplo de tabela de autores.
Liberati A, Altman DG, Tetzlaff J *et al.* The PRISMA statement for reporting systematic reviews and meta-analyses of studies that evaluate health care interventions: explanation and elaboration. *PLoS Med* 6(7):e1000100. doi:10.1371/journal.pmed.1000100.

and Evaluation), um dos mais utilizados. Nele, as evidências são classificadas em alta, moderada, baixa ou muito baixa qualidade, considerando principalmente o delineamento dos estudos, sendo os estudos randomizados considerados como de alta qualidade.

- *Apresentação dos resultados:* após a extração dos dados, as informações são compiladas em forma de tabelas e figuras, e, se possível, é calculada a metanálise.
- *Escrita do manuscrito:* os detalhes da escrita de um artigo científico já foram apresentados em capítulo específico (ver Capítulo *Escrita de Artigo Científico*). A escrita de uma revisão sistemática segue uma padronização, sendo obrigatório que a seção de metodologia relate com detalhes o processo de busca, seleção e extração de dados dos artigos. Na discussão são resumidos os principais achados, avaliando principalmente se os estudos disponíveis são suficientes para chegar a uma conclusão ou se são necessários novos estudos de melhor qualidade metodológica. Uma boa ferramenta para direcionar a escrita do manuscrito é o PRISMA *(Preferred Reporting Items for Systematic Reviews and Meta-Analyses),* uma diretriz com objetivo de ajudar autores no relato de dados de revisões sistemáticas. Ele é composto de um *checklist* que pode ser seguido na escrita do manuscrito.

DIFERENÇA ENTRE REVISÃO SISTEMÁTICA E METANÁLISE

A revisão sistemática faz uma pesquisa nos bancos de dados de literatura e seleciona trabalhos originais importantes que respondem a uma questão clínica específica, já levantada por outros autores. O pesquisador neste caso mostra seu método de trabalho e apresenta sistematicamente todos os resultados de todos os trabalhos encontrados.

Já a metanálise é um tipo de revisão sistemática da literatura em que ocorre também uma avaliação quantitativa estatística. Os resultados de todas as pesquisas levantadas sobre um determinado evento clínico são compilados e estatisticamente analisados. Isto permite aumentar a significância estatística para algumas questões que antes não foram alcançadas muitas vezes pela amostra reduzida. Este tipo de análise permite um menor viés na interpretação dos resultados, pois são dados quantitativos e não subjetivos.

CONSIDERAÇÕES FINAIS

- A revisão sistemática precisa ser elaborada com critérios próximos ao problema avaliado, lembrando que a homogeneidade é que dará força aos resultados.
- É fundamental a realização da revisão na literatura para uma boa revisão sistemática, utilizando como base a construção do fluxograma e da tabela de autores.
- A metanálise representa um método estatístico de grande importância para a tomada de decisão do profissional, tendo em vista o apanhado na literatura (revisão sistemática).

BIBLIOGRAFIA

Beecher HK. The powerful placebo. *JAMA* 1955;159(17):1602-6.
Brasil. Ministério da Saúde. *Diretrizes metodológicas. Elaboração de revisão sistemática e metanálise de ensaios clínicos randomizados*. Brasília: Ministério da Saúde, Set. 2012. p. 92.
Campos JM, Mello FST, Ferraz AAB et al. Endoscopic dilation of gastrojejunal anastomosis after gastric bypass. *ABCD Arq Bras Cir Dig Review Article* 2012;25(4):283-89.
Infante U. *Curso de gramática aplicada aos textos*. São Paulo: Scipione, 1999. p. 100.
Liberati A, Altman DG, Tetzlaff J et al. The PRISMA statement for reporting systematic reviews and meta-analyses of studies that evaluate health care interventions: explanation and elaboration. *PLoS Med* 6(7):e1000100. doi:10.1371/journal.pmed.1000100.
Marconi MA, Lakatos EM. *Fundamentos de metodologia científica*. 5. ed. São Paulo: Atlas, 2003. p. 169-70.
Martinez EZ. Meta-analysis of randomized controlled trials: quantitative aspects. *Medicina*, Ribeirão Preto 2007;40(2):223-35.
Mendes FR. *Iniciação científica para jovens pesquisadores*. Porto Alegre: Autonomia, 2012. p. 59.
Moreira BW. *Revisão de Literatura e Desenvolvimento Científico: Conceitos e estratégias para confecção*. Acesso em: 16 Mar. 2014. Disponível em: <https://portais.ufg.br/up/19/o/Revis__o_de_Literatura_e_desenvolvimento_cient__fico.pdf>
Moreira BW et al. Leitura crítica de artigos científicos. Cap. 9. Acesso em: 16 Mar. 2014. Disponível em: <http://www.sboc.org.br/app/webroot/leitura-critica/>
Pereira MG. *Artigos científicos: como redigir, publicar e avaliar*. Rio de Janeiro: Guanabara Koogan, 2011.

Gerenciamento de Referências Bibliográficas

Capítulo 10

Rafael Fernandes Coêlho ♦ Lyz Bezerra Silva ♦ Patrícia Souza de Paula
Eduardo Godoy ♦ Josemberg Marins Campos

INTRODUÇÃO

É notório o grande número de artigos científicos envolvidos em um trabalho de pesquisa científica, especialmente nas revisões sistemáticas. Assim, muitos pesquisadores estão sujeitos a perderem estudos importantes para sua pesquisa por desorganização de sua biblioteca pessoal, além de tornar seus computadores carregados de arquivos de forma aleatória. Para facilitar o gerenciamento e compartilhamento de artigos científicos, foram desenvolvidos *softwares* com a finalidade de tornar essas tarefas possíveis e acessíveis a todo pesquisador.

O objetivo deste capítulo é orientar o leitor quanto ao uso dessas ferramentas, como o Mendeley® e o EndNote®, mostrando a importância para o gerenciamento de referências bibliográficas.

GERENCIADOR DE REFERÊNCIAS

Os gerenciadores de referências facilitam a vida do pesquisador, permitindo o armazenamento, gerenciamento e citação das referências bibliográficas, de acordo com as normas específicas de cada periódico ao qual a submissão para a publicação é pretendida.

Vários *softwares* vêm sendo desenvolvidos com essa finalidade, facilitando o acesso às diversas fontes de conhecimento através da internet (Quadro 10-1). É importante lembrar que esses programas não garantem a qualidade dos textos e das publicações gerenciadas, esta é uma decisão dos pesquisadores.

A revisão de literatura bem estruturada é etapa fundamental num projeto de pesquisa, criando um embasamento científico sólido, verificando áreas onde as pesquisas são necessárias. Dessa forma, a organização das referências torna-se um desafio; com o auxílio dos programas, é possível arquivar e organizar os trabalhos de maior interesse, sendo uma das funções mais utilizadas a

Quadro 10-1. Gerenciadores de referências bibliográficas

Programa	Acesso	Windows	Mac OS X	Linux
Aigaion	Gratuito	Sim	Sim	Sim
Bebop	Gratuito	Sim	Sim	Sim
BibDesk	Gratuito	Não	Sim	Não
Biblioscape	Comercial	Sim	Não	Não
Bibus	Gratuito	Sim	Em teste	Sim
Bookends	Comercial	Não	Sim	Não
Citavi	Comercial	Sim	Não	Não
Connotea	Gratuito	Sim	Sim	Sim
Docear	Gratuito	Sim	Sim	Sim
EndNote	Comercial	Sim	Sim	Não
JabRef	Gratuito	Sim	Sim	Sim
Jumper 2.0	Gratuito	Sim	Sim	Sim
KBib TeX	Gratuito	Em teste	Em teste	Sim
Mendeley	Gratuito na versão básica	Sim	Sim	Sim
Papers	Comercial	Sim	Sim	Não
Pybliographer	Gratuito	Parcial	Parcial	Sim
Qiqqa	Gratuito	Sim	Não	Não
Refbase	Gratuito	Sim	Sim	Sim
RefDB	Gratuito	Sim	Sim	Sim
Reference Manager	Comercial	Sim	Não	Não
Referencer	Gratuito	Não	Não	Sim
RefWorks	Comercial	Sim	Sim	N/A
Scholar's Aid	Gratuito na versão básica	Sim	Não	Não
Sente	Comercial	Não	Sim	Não
Wikindx	Gratuito	Sim	Sim	Sim
WisFolio	Gratuito na versão básica	Sim	Sim	Sim
Zotero	Gratuito na versão básica	Sim	Sim	Sim

Fonte: Ministério da Saúde. Diretrizes Metodológicas. Elaboração de revisão sistemática e metanálise de ensaios clínicos randomizados.

citação nas bases de dados *online* e a inserção das informações de citação no documento em um formato específico escolhido.

Neste capítulo falaremos especificamente de dois *softwares*, mas cada grupo de pesquisa deve adotar o que melhor se adequar às suas necessidades, lembrando da importância de que o grupo inteiro utilize o mesmo programa, facilitando a troca de informações e a formatação de documentos.

EndNote®

A primeira versão surgiu em 1988 para *Macintosh*, atualmente sua versão pode ser utilizada nos ambientes *Desktop* (como software instalado no computador do usuário) e *Web,* tanto no *Windows* como no *Mac OS*. Este programa permite salvar os arquivos tanto nos computadores de uso pessoal, quanto na rede *(Internet)* por meio do EndNote® *Web*. Para isso, é necessário que o pesquisador crie uma conta e adquira uma licença paga do programa.

Uma das vantagens do Endnote é a visualização de referências duplicadas, sendo possível selecionar a versão que deve ser mantida e qual deve ser apagada, tarefa necessária na execução de metanálises. Além disso, o comando *"Cite while you write"* permite exportar a referência para o *Microsoft Word*, facilitando a inclusão das referências bibliográficas no texto. Com essa ferramenta é possível formatar as referências no formato desejado com extrema facilidade, enumerá-las de acordo com a escrita do texto e compartilhar as mesmas com outros usuários, sem perda de dados (Fig. 10-1).

Mendeley®

O Mendeley® surgiu, em 2008, como programa gratuito e apresenta uma combinação de *desktop, website* (www.mendeley.com) e aplicativo para dispositivos móveis, como *smartphones* e *tablets*. Funciona como uma biblioteca virtual particular, em que os artigos são adicionados pelo próprio pesquisador.

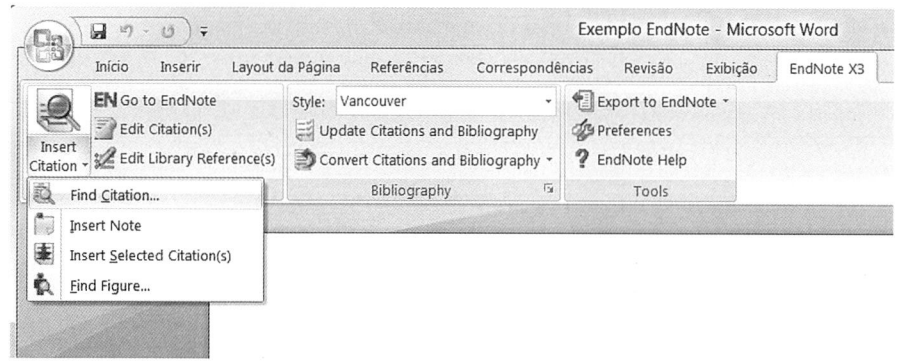

◢ **Fig. 10-1.** Função *"Cite while you write"* do *Software* EndNote®.

Através de "sistema de nuvem" *(cloud system)*, as três formas de acesso mantêm-se sincronizadas, sendo possível gerenciar e compartilhar artigos entre elas de forma instantânea. Dessa forma, um artigo adicionado por um navegador *web* pode ser acessado em qualquer lugar no aplicativo para computador, assim como nos dispositivos móveis e no próprio *site* do Mendeley®.

Principais funcionalidades do Mendeley®:

- É possível buscar referências e até mesmo fazer importação de outros bancos de dados *online* através do *"Web Importer"*, assim como achar pessoas ou grupos, funcionando como uma rede social.
- O Mendeley® Desktop permite organizar uma biblioteca, pesquisar publicações e importar referências de artigos em PDF, banco de dados ou *websites*.
- É possível escrever bibliografias dentro de um artigo com o formato desejado, por exemplo, Vancouver.
- É possível compartilhar artigos com segurança.

CONSIDERAÇÕES FINAIS

- Os *softwares* facilitam a organização da pesquisa científica e proporcionam o intercâmbio de dados, tornando-se útil no dia a dia do pesquisador.
- Um grupo de pesquisa deve adotar um *software* de gerenciamento de referências-padrão, facilitando a troca de informações.

BIBLIOGRAFIA

Aventurier P. Mendeley para a gestão das referências bibliográficas. Citado em: 16 Mai 2014. Disponível em: <http://publicient.hypotheses.org/284>

Brasil. Ministério da Saúde. *Diretrizes metodológicas. Elaboração de revisão sistemática e metanálise de ensaios clínicos randomizados.* Brasília: Ministério da Saúde, Set. 2012. p. 92.

Lo Russo G, Spolveri F, Ciancio F *et al.* Mendeley: an easy way to manage, share, and synchronize papers and citations. *Plast Reconstr Surg* 2013 June;131(6):946e-47e.

Muldrow J, Yoder S. Out of cite! how reference managers are taking research to the next level. *Political Science & Politics* 2009;42(1):167-72.

UFRGS. Gerenciador de referências. Citado em: 15 Mai 2015. Disponível em: <http://www.ufrgs.br/bibenf/normalizacao-de-trabalhos/gerenciador-de-referencias>

Yamakawa EK, Kubota FI, Beuren FH *et al.* Comparativo dos *softwares* de gerenciamento de referências bibliográficas: Mendeley, EndNote e Zotero. *Trans Informação* 2014 Maio/Ago.;26(2):167-76.

Webster J, Watsom RT. Analyzing the past to prepare for the future: Writing a literature review. *Management Information Systems Quarterly* 2002;26(2):13-23.

Submissão de Trabalho Científico em Congressos

Capítulo 11

Luciana Theodoro ♦ Joana Cristina da Silva ♦ Fernanda Barbosa de Andrade
Raul Brandão ♦ Patrícia Souza de Paula

INTRODUÇÃO

As apresentações em congressos, tanto na forma oral, como pôster, dão ao pesquisador a oportunidade de divulgar o seu trabalho, trocar conhecimentos e se tornar conhecido entre os colegas da área. A apresentação de um estudo é útil na disseminação dos primeiros resultados de uma pesquisa, podendo, assim, ser avaliado por profissionais da área, gerando sugestões e questionamentos que enriquecerão o trabalho.

Este capítulo tem como objetivo informar e orientar a respeito da submissão de trabalho científico e apresentação em congresso.

PASSO A PASSO DA SUBMISSÃO

A submissão de um trabalho na maioria dos eventos é realizada por um sistema eletrônico, facilitando o envio e reduzindo a chance de erros.

Cada congresso possui regras e normas próprias. Seguem, abaixo, os passos básicos para submissão:

- Avaliar criteriosamente o *site* do congresso, buscando as regras específicas, principalmente data-limite.
- Elaborar o resumo dentro das normas exigidas pela comissão científica.
- Realizar a inscrição do primeiro autor: é normal que os congressos exijam que, pelo menos, um dos autores esteja inscrito no momento da submissão (nos trabalhos com coautoria, apenas um autor fará a apresentação).
- Escolher a forma de apresentação em que o trabalho se encaixe melhor (nem todos os congressos dão opção de escolha, em alguns a comissão científica seleciona quais irão para apresentação oral).

Elaboração do Resumo

A elaboração de um resumo é cada vez mais importante no meio científico, já que ele, e não o manuscrito, é avaliado para a participação em congressos. As normas gerais de escrita de um resumo foram apresentadas em capítulo específico (ver Capítulo *Escrita de Artigo Científico*).

O resumo enviado para congresso deve:

- Ser escrito apenas com conclusões relevantes.
- Ter conteúdo relacionado com o tema escolhido e, principalmente, com o tema do evento.
- Ser objetivo, conciso e organizado de forma estruturada quando solicitado (Introdução; Objetivo; Materiais e Métodos; Resultados e Discussão; Conclusão).
- O texto não deve conter informações sobre os autores ou instituição a que pertencem.
- Normalmente não é permitida a utilização de gráfico ou tabela; Resultados com afirmações como "resultados serão apresentados" e/ou "dados serão analisados" não são considerados.
- Respeitar o limite estabelecido de caracteres ou palavras.

Modelo de Resumo

- Título do trabalho.
- 1º Autor; 2º coautor (as regras do congresso limita o número de coautores).
- Titulações dos autores. Ex.: UFAL, Maceió, AL.
- E-mail do autor.
- INTRODUÇÃO: a contextualização do assunto deve ser destacada resumidamente na forma de introdução ou equivalente.
- OBJETIVO: relacionar os fundamentos e os objetivos para a execução do trabalho.
- MATERIAIS E MÉTODOS: indicar ideia compacta dos métodos e materiais e/ou forma de abordagem da pesquisa.
- RESULTADOS E DISCUSSÃO: indicar apenas os de maior destaque.
- CONCLUSÃO: indicar as principais conclusões, a partir dos resultados obtidos.

Modalidades de Apresentação

- *Pôster:* após a aprovação, providenciar o pôster (impresso ou em formato eletrônico) de acordo com tamanho e modelo preestabelecido pelo regulamento. No dia da apresentação um dos autores deverá permanecer próximo ao pôster durante toda a sessão, para apresentação à comissão científica e para responder perguntas ao público interessado. O pôster perma-

necerá exposto durante todo o período estipulado pela comissão organizadora. Costumam ser de responsabilidade do autor a fixação e a remoção do pôster (ver Capítulo *Elaboração de Pôster para Evento Científico*).
- *Oral:* os trabalhos aprovados na modalidade de comunicação oral deverão ser apresentados por um dos autores, em dia e hora divulgados pela comissão científica. Cada participante terá um espaço de tempo determinado pela organização do congresso para apresentação. O debate dos trabalhos apresentados será no final da sessão.

Para apresentação de qualquer modalidade, o apresentador deverá estar inscrito no congresso. No caso de trabalhos não aceitos na modalidade escolhida pelo autor, a comissão científica pode aprovar o mesmo para apresentação em outro formato.

O escopo do trabalho deve ser definido de maneira apropriada. O tempo da apresentação é sempre limitado; os trabalhos apresentados na forma oral têm duração curta, normalmente de 10 a 12 minutos, já incluindo o tempo de debate.

Ao definir o trabalho a ser apresentado em um congresso, é importante ter em mente o perfil dos ouvintes. Sendo assim, o impacto será maior, se o apresentador escolher um tema que seja relevante para o público. É comum que a organização do evento disponibilize uma lista de temas de interesse.

INFORMAÇÕES IMPORTANTES

Os trabalhos envolvendo seres humanos ou animais, principalmente com objetivo de apresentar novas técnicas devem, obrigatoriamente, ser enviados com a aprovação pelo Comitê de Ética e Pesquisa local. A não apresentação desse documento costuma implicar na recusa do trabalho. Em alguns congressos é solicitado que cada autor envie também um formulário de declaração de conflito de interesse.

CONSIDERAÇÕES FINAIS

- Apresentações em congressos nacionais e principalmente internacionais são essenciais para a divulgação do trabalho do autor e do grupo em que ele está inserido.
- Seguir as orientações para escrever e organizar os trabalhos a serem enviados aos congressos é fundamental para a sua aceitação.

BIBLIOGRAFIA

ABNT. NBR 6028. Informação e documentação – Resumo – Apresentação. 2003.
Foote M. Abstracts for professional meetings: small but mighty. *Chest* 2008;134(5):1103-5.
Japiassú AM. Como elaborar e submeter resumos de trabalhos científicos para congressos. *Rev Bras Ter Intensiva* 2013 Jun.;25(2):77-80.
Lorenzoni PJ, Souza RCA, Kohara SK *et al.* O pôster em encontros científicos. *Rev Bras Educ Med* 2007;31(3):304-9.
Mendes FR. *Iniciação científica para jovens pesquisadores*. Porto Alegre: Autonomia, 2012. p. 120.

Elaboração de Pôster para Evento Científico

Capítulo 12

Elias Jirjoss Ilias ♦ Cinthia Barbosa de Andrade ♦ Maíra Danielle Gomes de Souza
Jones Silva Lima ♦ Joana Cristina da Silva

INTRODUÇÃO

Com o aumento da produção científica, a apresentação oral de todos os trabalhos submetidos a congressos ou jornadas se tornou inviável. Sendo assim, foi criada uma nova modalidade de divulgação da pesquisa, o pôster científico, que é uma demonstração resumida da pesquisa, exposta na forma de linguagem visual.

Este formato de apresentação é válido, pois mostra resultados resumidos da pesquisa, onde em pouco tempo várias pessoas podem avaliar o trabalho simultaneamente. Alguns congressos publicam os pôsteres em anais de revistas científicas, o que conta como publicação nos currículos dos autores.

Antes de pensar na confecção de um pôster, é necessário saber em que ocasião o mesmo será apresentado, se em congressos científicos, o resumo deve ser submetido no *site* do evento e aguardar aprovação (ver Capítulo *Submissão de Trabalho Científico em Congressos*).

Durante um congresso, um trabalho científico em formato de pôster deve ser exposto ao lado de vários outros em área específica. Os visitantes, na maioria das vezes, não têm tempo disponível para ler os trabalhos por completo. Assim, um pôster deve conter pouco texto com as informações mais importantes, focando na mensagem principal do estudo, com ilustrações que tornem o pôster mais didático.

Este capítulo tem o objetivo de orientar o leitor na elaboração de um pôster, mostrando estratégias básicas para o sucesso da exposição.

ELABORAÇÃO DO PÔSTER

O *software Microsoft PowerPoint* é um programa de fácil manuseio para confecção, um único *slide* é necessário para realizar este trabalho. Uma outra opção é o programa *PosterGenius (SciGen® Technologies)*.

Geralmente as dimensões do pôster são de 90 cm de altura e 60 cm de largura, porém o evento pode sugerir um tamanho padrão, nesta fase deve-se pensar em quais informações são mais relevantes para expor na apresentação. O uso do resumo como guia é uma boa alternativa. Lembrando que este meio de divulgação permite o uso de gráficos, imagens, tabelas, ideais para esclarecer pontos que o texto não é capaz de mostrar.

Texto e Fonte

- É importante escrever de forma clara e de fácil compreensão, usando linguagem simples e sentenças curtas.
- Evitar jargões e acrônimos.
- Evitar o uso de letras maiúsculas em mais de uma frase, porque se torna de difícil leitura.
- Evitar texto complexo e longo, os tópicos são opções que facilitam a leitura.
- Sempre que possível, usar texto com marcadores e deixar espaço em branco em torno do texto e do pôster.
- Fontes, como Arial, Helvética, Times ou Times New Roman, geralmente são consideradas legíveis para pôsteres. Porém, se preferir um "visual diferente", considere Baskerville, Century Schoolbook ou Palatino. A fonte deve ser consistente ao longo do pôster, e o texto deve ser legível a, aproximadamente, 1,5 m de distância.
- Usar apenas um tipo de fonte é o mais indicado, com tamanho acima de 40.

Design

Pesquisas mostram que os espectadores gastam apenas 10 segundos observando os pôsteres quando estão a uma distância de aproximadamente 3 metros. O pôster deve ser bem definido e é preferível uma representação visual com grandes blocos de texto. Diagramas, tabelas, imagens, além de tornarem a apresentação mais didática, ajudam a atrair pessoas.

Uma boa alternativa para chamar atenção a informações importantes é guiar os olhos dos espectadores de um quadro a outro, com um *design* de uma forma lógica do começo ao fim (Fig. 12-1).

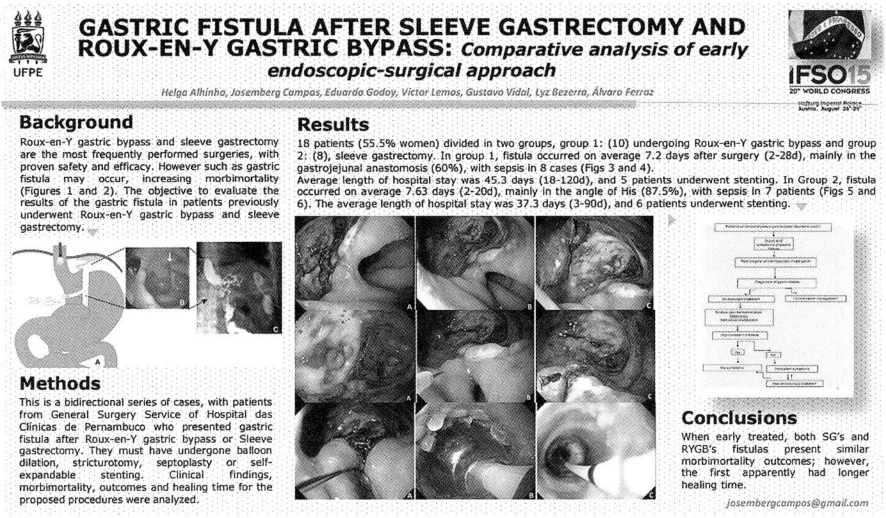

Capítulo 12 ▪ Elaboração de Pôster para Evento Científico

◢ **Fig. 12-1.** Exemplo atrativo de pôster.

Cores

- Usar cores que atraiam atenção e ênfases, porém não exagere.
- Usar, no máximo, duas ou três cores e considere que as pessoas podem ter dificuldades para diferenciá-las.
- Usar imagens no fundo é outra opção, porém ter cuidado com partes escuras que dificultem a leitura do texto.
- O uso de letras de cor preta com fundo branco é uma prática indicada para evitar qualquer erro.

Layout

Em geral o título deve estar no topo e ressaltar o assunto principal, mas não precisa mostrar todas as suas conclusões. Deve conter entre 10 e 12 palavras, e a fonte deve ser de tamanho 85. Caso seja um título extenso, o número de palavras deve ser diminuído, a redução do tamanho da fonte para mascarar o problema não é a melhor saída. Logo abaixo são listados os autores com as respectivas titulações.

É necessário dividir o pôster em seções, assim como em um artigo científico, conforme descrição a seguir:

- *Introdução:* nesta etapa, devem-se escrever algumas breves sentenças para identificar o que já é conhecido sobre o assunto, o porquê da pesquisa e os objetivos do trabalho.
- *Metodologia:* detalha como o trabalho foi realizado. Para um estudo incluindo seres humanos, deve-se declarar explicitamente se o estudo foi re-

trospectivo ou prospectivo, e se houve randomização. As análises de dados e estatística também devem ser descritas, incluindo qual o P valor utilizado para indicar diferenças significativas.

- *Resultados:* selecione os mais importantes para apoiar sua mensagem. Imagens e gráficos falam mais do que palavras. Tabelas e figuras podem ser usadas para ilustrar os resultados do estudo, e devem ser claras, seguras e explanatórias. Elas devem ser numeradas e referidas pelo número no texto. As figuras possuem título e legenda. Gráficos e tabelas devem ter uma escala adequada e barras legendadas, deve-se orientar o texto para os gráficos horizontalmente, incluindo legendas para barras verticais.
- *Conclusão:* escrever declarações claras e reduzidas, explicando os principais resultados do estudo e enfatizando a importância do mesmo. A conclusão deve estar relacionada com o objetivo. Podem-se, inclusive, sugerir futuras pesquisas para fortalecer o estudo atual.
- *Agradecimentos:* este tópico é opcional, podendo conter uma seção curta para reconhecer aqueles que ajudaram na pesquisa, assim como o grupo de pesquisa ou patrocinador. Deve-se explicitar qualquer conflito de interesses que possa existir.
- *Referências:* também opcionais, devem ser limitadas, e o tamanho da fonte deve ser menor, quando comparado ao texto principal. As referências também podem ser inseridas em um folder impresso, que representa uma miniatura do pôster (ver adiante).

IMPRESSÃO DE MINIATURA DO PÔSTER

Em formato de folder, pode ser colocada à disposição dos visitantes ao lado do material em exposição. Neste documento, pode-se constar o endereço, *e-mail* e contatos dos autores, além das principais referências bibliográficas.

APRESENTAÇÃO DE CASO

Esta modalidade é muito comum nos congressos e geralmente traz a apresentação de casos pouco frequentes. Como se trata de apresentação de um caso ou uma pequena série de casos, a sua formatação segue uma forma original e um pouco fora dos padrões científicos tradicionais.

Seguir as seguintes descrições:

- A introdução deve mostrar a importância do caso.
- O objetivo geralmente traz a expressão: apresentar um caso ou revisar a literatura.
- O método e o resultado são substituídos pela apresentação do caso.
- Em seguida a discussão com o que foi encontrado a respeito do assunto na literatura e a possível polêmica de seu tratamento.
- A conclusão deve dar a conduta ao leitor do pôster, caso ele tenha um caso semelhante.

APRESENTANDO O PÔSTER

Algumas conferências disponibilizam um tempo para apresentação do pôster. O ideal é conferir as normas, datas e tempo disponível no *site*.

Durante a exposição, o apresentador fica ao lado do trabalho para esclarecer dúvidas e discutir o tema com um avaliador ou outros participantes do evento. Esta é uma oportunidade para fazer contato com pessoas nos eventos.

CONSIDERAÇÕES FINAIS

- O pôster é uma demonstração resumida de uma pesquisa que geralmente é exposto em encontros e conferências.
- A organização básica é um texto claro e objetivo, as tabelas e gráficos devem ser simples e de fácil compreensão, tornando o trabalho mais atrativo.
- As seções são divididas do mesmo modo que um artigo científico com: título, introdução, objetivo, método, resultados, conclusão, referências e agradecimentos (os dois últimos opcionais).
- Após aprovação, o responsável receberá instruções que precisam ser seguidas.
- O pôster é uma linguagem visual, é necessário um pouco de dedicação para tornar o trabalho um sucesso.
- Para mais exemplos e orientações podem-se acessar:
  - http://www.ncsu.edu/project/posters/ExamplePosters.html
  - http://phdposters.com/gallery.php
  - http://www.writing.engr.psu.edu/posters.html

BIBLIOGRAFIA

Andrade IB, Abreu AMWO, Lima MCM. *Manual para elaboração e apresentação de pôster técnico e científico*. Faculdade de Medicina de Campos. Campos dos Goytacazes: Ed. revista e atualizada, 2013.

Carbonieri F. *Como fazer um pôster científico?* Citado em: 14 Jun 2015. Disponível em: <www.academiamédica.com.br>

Lorenzoni PJ et al. O pôster em encontros científicos. *Rev Bras Educ Med*, Rio de Janeiro 2007 Dec.;31(3):304-9. Acesso em: 20 Jul. 2015. Disponível em <http://www.scielo.br/scielo.php?script=sci_arttext&pid=S0100-55022007000300014&lng=en&nrm=iso> <http://dx.doi.org/10.1590/S0100-55022007000300014>

Submissão de Artigos em Revista Científica

Capítulo 13

Helga Wahnon Alhinho ♦ Joana Cristina da Silva ♦ Tatiana Alvarez
Elaine Costa ♦ Josemberg Marins Campos

INTRODUÇÃO

A publicação de artigos científicos é um dos elementos fundamentais para a atividade acadêmica, através da qual o pesquisador tem a oportunidade de divulgar o trabalho realizado. O autor, ao realizar uma publicação científica, tem como principais objetivos: ser lido, instruir, ser comparado, ser imitado, ser criticado, ser polêmico e, principalmente, citado.

Este capítulo tem o objetivo de orientar o leitor na submissão de artigos em revistas científicas.

CAMINHOS PARA A PUBLICAÇÃO

Os trabalhos de alto impacto são os mais cobiçados pelas revistas científicas. A revista deseja publicar artigos originais importantes, curiosos e relevantes, artigos sobre novos métodos e tratamentos, de autores consagrados, entre outras características.

Antes de enviar um artigo para publicação, é necessário ler com atenção as instruções aos autores da revista desejada. A redação do artigo pode ser iniciada antes ou após a definição da revista para qual ele será submetido e esta deve ser escolhida de acordo com o perfil do estudo.

O artigo não deve ser enviado para vários periódicos ao mesmo tempo, o melhor a fazer é escolher um periódico adequado para a submissão. O envio de um mesmo trabalho para várias revistas é considerado falta de ética e deve ser evitado. O artigo só deve ser enviado para uma segunda revista no caso de rejeição ou se as mudanças solicitadas pelo editor vão de encontro aos interesses do autor. Se ainda assim o autor achar apropriado que o trabalho seja enviado simultaneamente para vários periódicos, este fato deve ser informado na *cover letter*. Recomenda-se entrar em contato com o editor, caso não receba retorno após 6 semanas. Se depois de 2 meses do envio ainda não houver resposta, o ideal é cancelar formalmente a submissão e, só então, enviar para outra revista.

Clareza e objetividade devem ser sempre utilizadas por quem escreve, pois é um dos pontos que será julgado pelos revisores, textos longos não significam maior aceitação. Além disso, os periódicos procuram reduzir os textos para redução de custo. Dessa forma, o estilo deve ser conciso e sempre procurando eliminar frases introdutórias e óbvias.

Para melhorar as chances de aceite das revistas científicas devem-se observar:

- Qualidade da escrita, apresentação e resultados.
- Pertinência e relevância do tema.
- Implicações para o avanço do conhecimento na área.
- Objetividade.
- Qualidade da redação do trabalho (descrição de detalhes da pesquisa adequados ao tipo de revista especializada que será submetido).
- Seguir as normas da revista – enquadramento temático, quantidade de caracteres do título e do *abstract*, organização das seções dos artigos, dimensão global do artigo (quantidade de páginas), formato de figuras e tabelas, formato das referências e citações bibliográficas no texto.

Quando o autor julga que o artigo está pronto, ele o envia para o periódico científico escolhido. Ao chegar à redação, o material é examinado pelo editor, podendo ser aceito ou não. Para auxiliá-lo na avaliação dos artigos que passaram pela triagem inicial, o editor trabalha em conjunto com o revisor especialista *(peer review)*, verificando importância, originalidade e adequação ao periódico. O manuscrito, então, volta ao autor, para que faça as correções/inclusões necessárias, por fim o editor verifica se as correções ou inclusões foram realizadas, e se as respostas são satisfatórias.

Escolhendo uma Revista

A escolha do periódico para publicação deve levar em conta vários fatores, a depender da motivação que levou o autor a realizar a pesquisa. A seguir são listados alguns desses fatores (Quadro 13-1). Uma ferramenta útil ao selecionar a revista é o *website Jane (Journal/Author Name Estimator)*, nele é possível realizar uma busca de potenciais revistas para publicação de acordo com o artigo inserido.

Em alguns casos, o autor decide a revista antes de iniciar a escrita do manuscrito, facilitando a formatação. No entanto, a escolha prévia pode limitar o autor, por exemplo, no tamanho do manuscrito. Por outro lado, a escolha da revista após a escrita pode levar à necessidade de múltiplas revisões do manuscrito, para adequação ao formato exigido, mas confere mais liberdade na

Quadro 13-1. Fatores a serem considerados na escolha de uma revista para publicação

Tema da pesquisa	Adequação aos objetivos da revista
Público-alvo	Especialidade, idioma, formato de apresentação, acessibilidade
Visibilidade	Indexação em bases de dados, formato *open access*
Prestígio	Editora, corpo editorial, fator de impacto
Comunicação	*Website* de fácil uso, liberdade do autor, *feedback*
Questões éticas e legais	Confidencialidade, conflitos de interesse
Custos	Publicação gratuita, cobrança por imagens coloridas

escrita inicial. Cada grupo deve levar em consideração as vantagens e desvantagens do momento de escolha da revista.

Cover Letter

O primeiro passo para garantir o sucesso na publicação é impressionar o editor do periódico selecionado, tarefa nem sempre fácil. Quando solicitado pela revista, será necessário elaborar uma *cover letter* que destaque os pontos altos do trabalho, demonstrando sua relevância e os motivos pelos quais o artigo se encaixa no perfil do periódico.

Uma *cover letter* deve ser tão bem escrita quanto o artigo em si, evitando erros gramaticais, frases desconexas ou vocabulário impreciso. Em alguns casos, pode ser útil indicar na *cover letter* o nome de alguns *experts* da área que possam servir como revisores do seu trabalho. O tom deve ser de confiança, sem, no entanto, soar arrogante.

É essencial que seja fornecida uma explicação curta e precisa do trabalho, importância do tema, demonstrando as inovações trazidas. Após redigir a *cover letter*, é útil que ela seja enviada para colegas da área, que podem fazer uma avaliação crítica da mesma.

Submissão

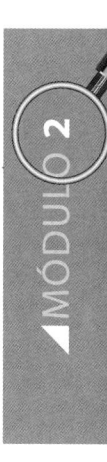

No momento da submissão o autor já se deve ter familiarizado e formatado seu artigo de acordo com as normas da revista escolhida, tendo todos os arquivos solicitados e no formato correto (principalmente figuras). Na maior parte dos casos, o artigo será submetido à plataforma *online*, com a qual o autor deve estar familiarizado. As imagens costumam ser enviadas fora do texto, em arquivo separado, com formato especificado pela editora. O limite de palavras deve ser respeitado em todas as seções, evitando que seu trabalho seja rejeitado. O pagamento deve ser efetuado no momento da submissão (de acordo com a solicitação da editora), para que o trabalho seja considerado para publicação. Antes de submeter um artigo, este deve ser revisado com cautela, de preferência múltiplas vezes, e por todos os autores listados.

Checklist para Submissão

- *Cover Letter* bem elaborada, quando solicitada.
- Formatação correta do texto (fonte, espaçamento, numeração, margens).
- Limite de palavras/caracteres respeitados.
- *Keywords* corretas, quando solicitadas.
- *Running title* (versão reduzida do título) bem elaborado, dentro do limite de caracteres.
- Lista de abreviações, quando solicitada.
- Nome de autores, afiliação, endereço do autor correspondente.
- Formato correto do resumo (estruturado ou não estruturado).
- Citação correta de referências, no formato solicitado.
- Tabelas e figuras mencionadas corretamente no texto, no formato e tamanho corretos.
- Carta de conflito de interesse, fontes de financiamento e autorização de comitê de ética, quando apropriado.

Revisão de Artigos Aceitos

Quando um artigo é aceito pela editora, é comum que sejam solicitadas algumas modificações para publicação (aceite condicional). Em alguns casos, o editor sugere modificações para que o artigo seja novamente revisado e avaliado para aceitação. Em outros, o artigo é formalmente rejeitado (ver Capítulo *Recusa de Artigo Científico: o que Fazer?*).

No caso de solicitação de modificações por parte da editora, o autor deve avaliar se estas comprometeriam a integridade e os objetivos do trabalho. Se o autor achar que as modificações não são adequadas e o aceite pela editora não está garantido, enviar o trabalho para outra revista pode ser uma melhor opção. No caso de aceitação garantida, o autor deve realizar as modificações que considerar adequadas e enviar uma carta cuidadosamente elaborada, respondendo a todos os questionamentos dos revisores e demonstrando as modificações realizadas.

As três críticas mais comuns por parte dos revisores são:

1. Formatação, estrutura e estilo das referências.
2. Linguagem e clareza.
3. Metodologia, dados e discussão.

No caso de artigos em inglês escritos por não nativos, pode ser bastante útil enviar o texto para que uma empresa especializada realize a revisão, corrigindo quaisquer possíveis erros, e tornando o texto mais claro. Neste caso, no momento de reenvio do artigo, deve ser especificado na carta de resposta que tal serviço foi utilizado, aumentando a chance de publicação.

As críticas mais difíceis de responder são com relação à metodologia e resultados. Os argumentos dos revisores devem ser cuidadosamente analisados, e o autor deve avaliar se os aceita ou se o artigo não se encaixa no perfil daquela revista específica. No caso de críticas não aceitas pelo autor, deve ser avaliada a possibilidade de envio para outro periódico. Se, no entanto, as críticas forem fundamentadas, uma revisão cautelosa deve ser realizada, e o artigo não deve ser enviado para outra revista sem as devidas modificações.

O pesquisador deve ter um senso crítico, considerar cuidadosamente as revisões sugeridas e, em alguns casos, aceitar que aquele trabalho ainda não está pronto para publicação, ou até que não deve ser publicado, principalmente em caso de falhas significativas demonstradas por revisores de boa reputação.

Dicas para responder aos revisores:

- Ler todos os comentários.
- Ter alguns dias para refletir, não responda imediatamente.
- Ser educado na carta resposta, não confronte os revisores.
- Utilizar a carta dos revisores como guia para a resposta, considerando cada comentário feito.
- Não é obrigatório que todas as modificações sugeridas sejam realizadas, mas todas elas devem ser respondidas, explicando porque o autor decidiu não aceitar tal sugestão.
- No caso de desacordo entre os revisores, o autor deve escolher o que considerar mais adequado.
- Certificar-se de que todas as modificações listadas na carta de resposta foram realmente realizadas.

CONSIDERAÇÕES FINAIS

- A publicação de artigos deve ser incentivada no ambiente acadêmico, pois é através dela que a comunidade científica conhece diferentes estudos e descobertas.
- É importante deixar o texto claro e fluente para uma boa aceitação em revista científica.
- É necessário lembrar que profissionais especializados avaliarão seu texto, por isso são importantes informações concisas e objetivas.

BIBLIOGRAFIA

Jane. Journal/Author, Name, Estimator [Internet]. 2007. Citado em: 10 Ago 2015. Disponível em: <http://biosemantics.org/jane/>

Maroco J. *Como publicar um artigo na revista cientifica*. Citado em: 7 Jul 2015. Disponível em: <http://pt.slideshare.net/clopes2008/como-publicar-um-artigo-numa-revista-cientifica>

Olson L. Guide to academic and scientific publication. How to get your writing published in scholarly journals. *E-academia* 2014;97. Citado em: 28 Mai 2015. Disponível em: <http://www.proof-reading-service.com/guide>

San Francisco Edit. Scientific, Medical and General Proofreading and Editing [Internet]. 2003-2014. Citado em: 27 Jul 2015. Disponível em: <http://www.sfedit.net/newsletters.htm>

Shokraneh F, Ilghami R, Masoomi R *et al.* How to select a journal to submit and publish your biomedical paper? *BioImpacts* 2012;2(1):61-68.

Spector N. *Manual para a redação de teses, projetos de pesquisa e artigos científicos*. 2. ed. Rio de Janeiro: Guanabara Koogan; 2001.

Viebig RG. Pesquisa científica e publicações. *Arq Gastroenterol* 2009;46(1):7-8.

Recusa de Artigo Científico – O que Fazer?

Capítulo 14

Almino Cardoso Ramos ♦ Cinthia Barbosa de Andrade
Lilian Cardia ♦ Marina Maia de Andrade ♦ Eduardo Godoy
Lyz Bezerra Silva ♦ Osvaldo Malafaia ♦ Vivek Kumbhari

INTRODUÇÃO

Na comunidade científica, o pesquisador é avaliado pelas diversas atividades que desenvolve, como projetos em grupos de pesquisa, trabalhos apresentados em congressos e artigos publicados em periódicos nacionais e internacionais.

Neste processo encontra-se de um lado o artigo – resultado de esforço e dedicação, que proporcionará reflexo na carreira e reconhecimento acadêmico do autor – e, do outro lado, está o revisor – outro pesquisador convidado pelo editor, cujo trabalho é voluntário e não remunerado, colocando seu conhecimento ao serviço do avanço da ciência. Todos os autores que submetem artigos a periódicos já passaram por uma rejeição. Diante dela, não é necessário entrar em pânico ou desistir da publicação.

O objetivo deste capítulo é apresentar o caminho pelo qual um manuscrito submetido a uma revista percorrerá até sua aceitação/publicação ou recusa. Finalmente, são apresentadas ainda algumas medidas de resgate para tornar um artigo aceito através da realização de alterações/melhorias após sofrer uma reprovação inicial.

INFORMAÇÕES IMPORTANTES PARA A SUBMISSÃO E RECUSA DE UM ARTIGO

A produção científica tem a finalidade de difundir ideias e captar a atenção do leitor. Para isto, é fundamental que a mensagem seja clara e direta, visando à leitura integral e à maior possibilidade de compreensão do texto. O pesquisador precisa ter domínio na área em que atua e capacidade de criar questões coerentes, atuais e protegidas pela exatidão metodológica.

Muitas revistas adotam padrões semelhantes nas instruções para submissão de manuscritos. Todavia, mesmo com essas recomendações, os autores podem enfrentar dificuldades em publicar, principalmente decorrente da pouca experiência na escrita científica ou na leitura crítica de textos.

Após o envio para um periódico, uma pesquisa passa por um processo de revisão que, habitualmente, é conhecido como *peer review* (revisão por pares). Isto significa que profissionais renomados são convidados para avaliar e julgar os trabalhos submetidos, além da revisão feita pelo corpo editorial fixo de revisores. Esta análise conjunta possibilita que o editor da revista emita uma das seguintes decisões:

- Artigo rejeitado ou reprovado.
- Artigo aceito sem restrições.
- Artigo aceito com necessidade de pequenas modificações.
- Artigo aceito com necessidade de grandes modificações.

Causas de Rejeição de Artigo Científico

Possíveis fatores de rejeição que podem ser evitáveis:

- Título do artigo que não corresponde às principais conclusões listadas, criando expectativas além dos resultados apresentados.
- Resumo copiado literalmente de trechos do artigo.
- Apresentação insuficiente do problema.
- Tema fora do padrão da revista.
- Texto prolixo ou com erros de gramática do idioma em questão.
- Revisão da literatura imprecisa, parcial ou desatualizada.
- Delineamento experimental de baixa qualidade ou investigação inadequada.
- Detalhamento incompleto na descrição dos métodos.
- Má interpretação dos resultados ou "desonestidade", identificando possível viés.
- Estatística com análise inapropriada.
- Tabelas com apresentações incorretas e inseridas no corpo do texto.
- Figuras de baixa qualidade, inseridas em *word* e de origem indeterminada.
- Conclusão indevida, exagerada e que não corresponde aos resultados do estudo.
- Citação das referências fora das instruções recomendadas pela revista.
- Temas que acrescentam pouca ou nenhuma novidade.
- Metodologia com análises ou técnicas antiquadas ou em desuso.
- Artigo que não se enquadra no perfil da revista (deve-se procurar outra revista).

Outras Causas Básicas que Levam à Recusa do Artigo

- Texto mal escrito, frases sem sentido ou com ambiguidade (falta de clareza e lógica).
- Tema restrito, sem relevância ou imprecisão.
- Conteúdo sem documentação e sem referências.
- Texto contendo elementos que podem ser considerados plágios (ver Capítulo *Plágio em Pesquisa Científica*).
- Assunto publicado recentemente na revista.
- Artigo com pouca ou nenhuma inovação.
- Conteúdo técnico e páginas sem numeração.
- Erros de revisão por falta de experiência com escrita científica.
- Instruções aos autores não seguidas.

Habitualmente, as falhas identificadas anteriormente são decorrentes dos seguintes fatores:

- Falta de tempo do pesquisador.
- Pouca dedicação ao texto ou ao estudo.
- Falta de profissionais habilitados.
- Ausência de conhecimento adequado em escrita científica.
- Pequena experiência neste tipo de atividade.
- Falta de técnica para escrever em outro idioma.

Como Prevenir a Recusa de Artigos Científicos

Os problemas que ocorrem durante a tentativa de publicação podem ter seu início no momento da escolha do tema a ser estudado. Assim, todas as etapas da metodologia científica devem ser seguidas de maneira adequada, de forma que erros, sejam eles de qualquer origem, não sejam cometidos. A seguir, citamos algumas providências que devem ser tomadas desde o início da pesquisa até a aprovação final pelo editor da revista:

- Escolher um tema inovador que possa contribuir com a resolução de um problema atual.
- Confeccionar projeto nos moldes exigidos pelo Comitê de Ética em Pesquisa (ver Capítulo *Elaboração de Projeto de Pesquisa*).
- Realizar ampla e específica revisão da literatura, seguindo a metodologia preconizada (ver Capítulo *Revisão da Literatura*).
- Confirmar tema escolhido após a avaliação dos artigos científicos revisados, afastando a existência de estudos semelhantes.
- Obter a aprovação deste mesmo Comitê de Ética em Pesquisa (ver Capítulo *Comitê de Ética em Pesquisa*).

- Confirmar a viabilidade do estudo, seguindo uma metodologia correta, sem a necessidade de improvisos que possam criar viés ou comprometer os resultados.
- Registrar todos os fatos ocorridos, inclusive as possíveis mudanças do projeto e de fatores limitantes.
- Redigir partes específicas do manuscrito antes, durante e após a obtenção dos resultados, evitando a perda de detalhes do estudo.
- Redigir texto, seguindo as técnicas já bem definidas da escrita científica.
- Seguir alguns critérios durante a escolha do periódico, como relevância e especificidade do tema de acordo com a característica de cada revista.
- Adequar o manuscrito às instruções aos autores indicadas pela revista selecionada.
- Efetuar revisão e correção do texto em inglês por empresa especializada, que dispõe de *native english speaker*.
- Selecionar imagens em alta definição, de acordo com as orientações aos autores.
- Submeter o artigo no *site* da revista escolhida.
- Responder de forma rápida aos questionamentos e sugestões realizadas pelo corpo editorial da revista.

Comunicado de Recusa de um Artigo

Erros e dificuldades na escrita e na publicação de artigos científicos são problemas que atingem todas as áreas do conhecimento. Após a revisão a partir da revista em que o artigo foi submetido, o editor-chefe envia um *e-mail* ao autor principal, comunicando a rejeição e os motivos de tal atitude.

Habitualmente, é enviado um documento com os possíveis erros e são indicadas as mudanças que devem ser realizadas, visando à obtenção de um artigo de melhor qualidade e que possa ser publicado em outra revista. Além disso, os revisores mostram os pontos exatos e os erros, ao longo do texto. As sugestões são realizadas, indicando a linha em cada página específica, com base no documento gerado no momento da submissão (Fig. 14-1).

Na Figura 14-1, é possível ver exemplo de como é executada a correção de um documento por um dos revisores, indicando as orientações para a mudança de parte do texto, com a localização da linha onde há o possível erro.

> **Response to Editor**
>
> Ref.: GIE-D-05-01 418: Treatment of Ring Slippage after gastric bypass: Long term results after endoscopic dilation with achalasia balloon (with videos)
>
> Dear Dr. Glenn Eisen,
> Editor-in-Chief and Dr. Marcia Canto,
> Associate Editor on behalf of the GIE Editorial Team,
>
> Evaluations:
> Thank you for submitting this provocative article. In addition to the comments below- the manuscript needs editing by an English speaking/writing editor prior to re submission.
> - Authors' answer: This was done.
>
> Reviewer #1: Very interesting article. This will be of interest to all gastroenterologists who work with bariatric surgeons.
> - Authors' comment: Thank you very much.
>
> Issues that need to be addressed:
> a) Is this a prospective or retrospective study - not mentioned in the body of the article.
> - Authors' answer: This was done.
> Page 4, line 57 - At the end of this period, the data were retrospectively analyzed and the...
>
> b) Informed consent is mentioned - but was this protocol approved by an institutional review board or ethics panel?
> - Authors' answer: This study was approved by the ethics committee on medical research of the Federal University of Pernambuco.

◢ **Fig. 14-1.** Exemplo de carta-resposta a comentários de revisor.

Quando o Artigo É Rejeitado – O que Fazer?

A carta de rejeição deve ser lida com cautela, principalmente quando nela são fornecidas as causas para tal rejeição. Cada comentário deve ser lido e avaliado. Após o recebimento do comunicado, o autor, se achar conveniente, acatará as sugestões e fará as alterações propostas pelos revisores. Habitualmente, esta é a conduta mais aceita, e as correções são realizadas para possível submissão a outro periódico. Não é uma tarefa fácil, quando se leva em consideração a profundidade das modificações solicitadas. Todavia, essa é uma excelente oportunidade de se fazer as correções sugeridas por um *expert* em publicação internacional.

No caso de rejeição de um artigo não há motivo para desafiar o editor, é indicado que o autor procure outro periódico para submissão, após adequação do manuscrito. Feitas as alterações, o novo manuscrito pode ser enviado para submissão em revista diferente daquela em que se fez a primeira tentativa de publicação.

Se as causas listadas para rejeição se referem a passos que foram realizados, mas que por algum motivo foram omitidos na escrita do manuscrito, é possível resubmeter o artigo à mesma revista, após realizar as modificações necessárias. Em alguns casos, é sugerido que o artigo seja reescrito, em uma categoria diferente de artigo, diante disso, deve ser avaliada a possibilidade de submissão para uma revista diferente, sem necessidade de grandes modificações.

No caso de envio para uma nova revista, é importante revisar todo o artigo. As instruções aos autores e formatação diferem de revista para revista. Desde a *cover letter* até as imagens anexadas devem ser revisadas e adequadas ao novo formato. As modificações sugeridas pelos revisores da revista inicial devem ser levadas em consideração e realizadas, caso o autor concorde. A possibilidade de aceitação em uma nova revista é maior, já que o artigo foi revisado por *experts*, e geralmente encontra-se mais claro e conciso após as modificações serem realizadas. Por isso, todo o *feedback* dado pelos revisores deve ser considerado valioso.

CONSIDERAÇÕES FINAIS

- A rejeição de um manuscrito ocorre de maneira frequente na vida do pesquisador e deve ser considerada como uma oportunidade de revisão e acesso a críticas provenientes de *experts* em atividade científica.
- Não deve ser visto como um fracasso, nem como um momento para desistência do referido estudo.
- É fundamental que os erros sejam identificados e prontamente corrigidos, podendo ser tentada uma nova submissão em outra revista.

BIBLIOGRAFIA

Job I, Mattos AB, Trindade A. *Processo de revisão pelos pares: por que são rejeitados os manuscritos submetidos a um periódico científico? Movimento*, Porto Alegre. 2009 Jul./Set.;15(3):35-55.

Machado RM, Simão CMF, Britto ES *et al*. Escrevendo para publicação em periódicos: o que você deve saber? *Cogitare Enferm* Jan./Mar. 2010;15(1):138-46.

Malafaia G. Como evitar que um manuscrito científico seja rejeitado por um periódico: contribuições para o aprimoramento das publicações brasileiras. *SaBios: Rev Saúde e Biol* 2011 Maio/Ago.;6(2):1-14.

San Francisco Edit. 2014. Twelve steps to writing an effective materials and methods. Citado em: 27 Out 2014. Disponível em: <http://www.sfedit.net/newsletters.htm>

Sullivan EJ. Top 10 reasons a manuscript is rejected. *Journal of Professional Nursing* 2002 Jan./Feb.;18(1):1-2.

Sullivan GM. What to do when your paper is rejected. *Journal of Graduate Medical Education* 2015 Mar.;1-3.

Viebig RG. Pesquisa científica e publicações. *Arq Gastroenterol* Jan./Mar. 2009;46(1).

Comitê de Ética em Pesquisa

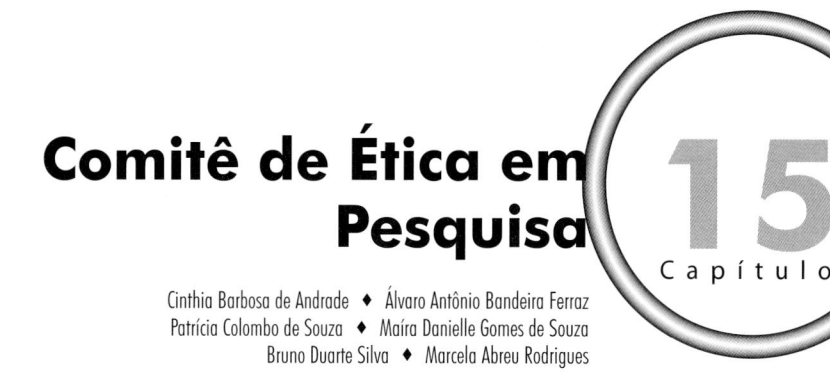

Capítulo 15

Cinthia Barbosa de Andrade ♦ Álvaro Antônio Bandeira Ferraz
Patrícia Colombo de Souza ♦ Maíra Danielle Gomes de Souza
Bruno Duarte Silva ♦ Marcela Abreu Rodrigues

INTRODUÇÃO

A ética dos profissionais envolvidos com a saúde deve ser posta em prática no atendimento, na realização de pesquisas e publicações científicas. No mundo, o sistema de revisão ética de pesquisas teve início a partir do ano de 1960. No Brasil, foi criado pela resolução de 1988 do Conselho Nacional de Saúde (CNS), órgão de controle social vinculado ao Ministério da Saúde (MS).

Atualmente, as diretrizes e normas regulamentadoras de pesquisa envolvendo seres humanos no Brasil estão apoiadas na Resolução CNS/MS nº 466 de 12 de dezembro de 2012, por revisão prevista na Resolução CNS/MS nº 196/96 de 10 de outubro de 1996, agora revogada.

São considerados todos os projetos que possuam humanos como participantes, individual ou coletivamente, em sua totalidade, ou parte deles, em envolvimento direto ou indireto, incluindo o manejo de seus dados, informações ou materiais biológicos, e deverão atender às normas da Resolução 466/12.

O objetivo do presente capítulo é nortear, de maneira prática e objetiva, os procedimentos de cadastro e submissão de um projeto de pesquisa na Plataforma Brasil, indicando os principais documentos exigidos até a sua aprovação em um comitê de ética em pesquisa.

COMITÊ DE ÉTICA EM PESQUISA (CEP)

É um colegiado multi e transdisciplinar independente, que deve existir nas instituições que realizam pesquisa envolvendo seres humanos no Brasil, criado para defender os interesses dos sujeitos da pesquisa em sua integridade e dignidade e para contribuir no desenvolvimento da pesquisa dentro de padrões éticos.

Este papel está com base nas diretrizes éticas internacionais (Declaração de Helsinque, Diretrizes Internacionais para Pesquisas Biomédicas envolvendo Seres Humanos – CIOMS) e brasileiras (Res. CNS 466/12 e complementares). De acordo com estas diretrizes, "*toda pesquisa envolvendo seres humanos deverá ser submetida à apreciação de um CEP*".

Os projetos de pesquisa somente serão analisados se for apresentada toda a documentação solicitada pelo Sistema CEP/Conep (Comissão Nacional de Ética em Pesquisa) e se o protocolo estiver inserido na Plataforma Brasil, sistema oficial de lançamento de pesquisa para análise e monitoramento.

USO E QUANTIDADE DE ANIMAIS EM PESQUISA CIENTÍFICA

Este é um tema bastante discutido em laboratórios médicos, pois estudos que utilizam o número de animais acima do necessário são considerados antiéticos, além de elevar os custos do estudo. Porém, se o número de animais for reduzido, impossibilita uma resposta confiável.

Nos casos onde o número de animais é impraticável para realizar a pesquisa, utilizam-se alguns artifícios: redução do número de grupos estudados, diminuição da variabilidade da amostra, diminuição do erro na captação e diminuição da variação biológica, criando um grupo-controle.

É fundamental a determinação da amostra do estudo que pode ser adequada pelo tipo da amostra ou do objetivo, determinando o método estatístico a ser utilizado e, consequentemente, o seu tamanho, o mais previamente possível; em muitos casos, a avaliação do tamanho amostral ocorre no final da pesquisa, aumentando a probabilidade de ocorrência de erros.

A tendência atual para saber o número necessário de animais numa pesquisa baseia-se no número mínimo necessário para obter uma resposta confiável.

PLATAFORMA BRASIL

É uma base nacional e unificada de registros de pesquisas, envolvendo seres humanos para todo o sistema CEP/Conep. Ela permite que as pesquisas sejam acompanhadas em seus diferentes estágios, desde sua submissão até a aprovação final pelo CEP e pela Conep, quando necessário, possibilitando inclusive o acompanhamento da fase de campo, o envio de relatórios parciais e dos relatórios finais das pesquisas, após conclusão. Através da internet, todos os envolvidos na pesquisa podem ter acesso ao sistema e acompanhar todas as informações referentes à submissão.

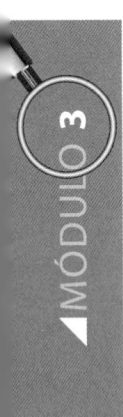

Capítulo 15 ▪ Comitê de Ética em Pesquisa   97

Como Submeter o Projeto

- Realizar um cadastro na plataforma Brasil.
- Orientador(res) e coorientador(res) como equipe de pesquisa também devem estar cadastrados na plataforma.
- Inserir uma cópia digitalizada de um documento de identidade (em formato 'DOC' ou 'PDF').
- Uma foto (em formato 'JPG' ou 'PDF' com resolução de 1000 DPI 2000PI).
- Currículo (em formato 'DOC', 'DOCX', 'ODT' e 'PDF' – máximo 2 mb). Para aqueles que possuem currículo *lattes*, basta incluir o *link* de acesso – www.saude.gov.br/plataformabrasil/.
- O pesquisador/aluno deve vincular-se a uma instituição de ensino onde será realizada a pesquisa.
- Após efetivação do cadastro, a Plataforma Brasil enviará, para o e-mail cadastrado, uma senha para que o usuário possa acessar o sistema. Recomenda-se que esta seja alterada ao primeiro *login*.
- Após a conclusão do cadastro, o pesquisador/aluno poderá iniciar a submissão de seu projeto de pesquisa, preenchendo o formulário próprio do sistema e inserindo todos os documentos necessários ao final.
- Na página inicial, deve-se clicar em NOVA SUBMISSÃO, preencher o formulário do sistema e anexar todos os documentos solicitados.
- Clicar em ENVIAR PROJETO AO CEP.
  IMPORTANTE: o projeto só será submetido com sucesso após você clicar em "ENVIAR PROJETO AO CEP". Não é suficiente somente clicar em "SALVAR/SAIR.
- Entende-se como PROTOCOLO DE PESQUISA o conjunto de documentos que apresenta uma proposta de pesquisa a ser analisada pelo sistema CEP/Conep, que pode variar a depender do tipo de pesquisa. O Protocolo deve atender às indicações nas Normas Operacionais (NO) n° 1 – item 3 e Anexo II.
- Apenas serão apreciados protocolos de pesquisa lançados na Plataforma Brasil com toda a documentação solicitada, em Português, acompanhada dos originais em língua estrangeira, se for o caso.

Documentos Necessários

- *Termo de Consentimento Livre e Esclarecido (TCLE):* é um documento importante da avaliação ética; é elaborado pelo pesquisador em linguagem acessível à compreensão dos sujeitos da pesquisa. Esse documento demonstra, de forma explícita, o reconhecimento do sujeito da pesquisa como ser autônomo e melhor defensor de seus interesses.
- *Folha de Rosto:* é gerada pela Plataforma Brasil com base nas inserções realizadas para cadastro do protocolo e pelo cadastramento do pesquisador.

Uma vez gerada, os dados devem ser conferidos. Em seguida, realiza-se o preenchimento manual referente à atividade especifica do pesquisador (no campo referente a dados do pesquisador), e são coletadas as assinaturas do pesquisador e do responsável pelo setor onde está sendo desenvolvida a pesquisa com datas e carimbos identificadores.

- *Instituição Proponente de Pesquisa:* de acordo com a Resolução 466/12 é a organização pública ou privada, legitimamente constituída e habilitada, em que o pesquisador responsável está envolvido;
- *Instituição coparticipante de pesquisa:* é a organização pública ou privada, legitimamente constituída e habilitada, em que alguma das fases ou etapas da pesquisa serão desenvolvidas. Quando a pesquisa a ser avaliada incluir uma (ou mais) Instituição Coparticipante, deve ser cumprido o disposto na Carta Circular 212/2010 CONEP/CNS, providenciando-se o preenchimento e assinatura da Declaração da(s) Coparticipante(s).
- A instituição coparticipante não poderá realizar alterações no protocolo aprovado pelo Sistema CEP/CONEP. A Carta Circular nº 122/2012/CONEP/CNS/GB/MS, de 31 de julho de 2012 descreve que o CEP da Instituição Coparticipante tem a prerrogativa de analisar e aprovar, ou não, o estudo tal qual aprovado pelo CEP da Instituição Proponente, porém, não deve emitir pendências. Caso a coparticipante não aprove o estudo, o pesquisador deverá buscar outra coparticipante.
- Vale lembrar ao pesquisador responsável pelo projeto que, após a emissão de documento de aprovação pelo CEP/Conep, terá o compromisso de envio ao CEP de relatórios parciais e/ou total de sua pesquisa informando o andamento da mesma, comunicando também eventos adversos e eventuais modificações no protocolo.
- O pesquisador deve aguardar o parecer favorável e iniciar a execução das modificações solicitadas. Caso as modificações ou inclusões necessitem mudança metodológica, faz-se necessária nova submissão do protocolo ao CEP/ ENSP.

ATENÇÃO: nenhuma mudança no protocolo pode ser realizada sem aprovação do CEP!

Envio de Notificação

Uma notificação será enviada quando o pesquisador precisar encaminhar algum documento ao CEP. Ex.: anuência de coparticipantes, envio de relatório parcial etc. Uma notificação não pode ter nenhuma alteração no protocolo aprovado. Caso necessite alteração, deve-se enviar uma emenda. Maiores orientações para envio de notificação: ao fazer *login* na plataforma clique em "central de suporte", no *link* superior à direita e depois em "Manuais", "Ver todos", "ENVIAR_NOTIFICAÇÃO".

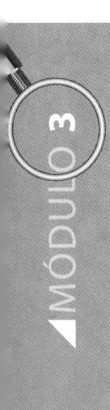

Suspensão de Estudo

Em caso de suspensão do estudo, o pesquisador deve apresentar relatório completo ao CEP, incluindo item para solicitação da suspensão do estudo e justificativa.

Submissão de Subprojetos

A classificação de subprojeto significa que o projeto utilizará, para seu desenvolvimento, dados já coletados por projeto original. Assim, não serão recrutados novos sujeitos, e os procedimentos a serem realizados estão entre os previstos no projeto original, para os quais se obteve aprovação prévia.

Informações Adicionais

- O CEP tem prazo de até 30 dias para emitir parecer.
- A Folha de Rosto deverá vir devidamente datada e assinada pelo pesquisador responsável, além de conter a assinatura e carimbo do chefe do departamento (ou disciplina) ao qual o pesquisador está vinculado.
- Nos casos de o pesquisador responsável ser aluno de graduação, o projeto deverá ser cadastrado em nome do orientador.
- Todos os projetos de pesquisa que envolvam animais deverão ser previamente analisados pela CEUA – Comissão de Ética no uso de animais.

CONSIDERAÇÕES FINAIS

- A constituição de um CEP deve evitar o erro de atribuir a seus integrantes o caráter de representantes de grupos de interesses, como também a adesão a determinadas crenças religiosas ou a certas instituições corporativistas.
- O CEP não é lugar para negociação de interesses corporativos; o interesse deve ser de avaliar o impacto das pesquisas no bem-estar da vida das pessoas.
- O papel imprescindível dos CEPs está na divulgação de normas éticas das pesquisas com seres humanos, na educação do pesquisador e no modo correto de se elaborar um projeto de pesquisa.

BIBLIOGRAFIA

Batista KT, Andrade RR, Bezerra NL. O papel dos comitês de ética em pesquisa. *Rev Bras Cir Plást* 2012;27(1):150-55.

Brasil. Conselho Nacional de Saúde – Resolução n. 001, de 1988. Decreto n. 93.933 de 14 de janeiro de 1987.

Brasil. Ministério da Saúde. Conselho Nacional de Saúde. Norma operacional n. 001/2013. Norma elaborada aprovada pelo Plenário do Conselho Nacional de Saúde, de 11 e 12 de setembro de 2013. Data da Expedição: 30/09/2013. Data para entrada em vigor: imediata.

Disponível em: <http://conselho.saude.gov.br/web_comissoes/conep/aquivos/CNS%20%20Norma%20Operacional%20001%20-%20conep%20finalizada%2030-09.pdf>

Brasil. Ministério da Saúde. Sistema Nacional de Informações sobre Ética em pesquisas envolvendo seres Humanos – SISNEP. Citado em: 2015 Jun. 14. Disponível em: <http://portal2.saude.gov.br/sisnep/Menu_Principal.cfm>

Brasil. Resolução n. 466, de 12 de dezembro de 2012. Homologo a Resolução CNS Nº 466, de 12 de dezembro de 2012, nos termos do Decreto de Delegação de Competência de 12 de novembro de 1991. Publicada no DOU nº 12 – quinta-feira, 13 de junho de 2013 – Seção 1 – Página 59. Disponível em: http://conselho.saude.gov.br/resolucoes/2012/Reso466.pdf.

Ferraz AAB. Quantos animais são necessários para uma pesquisa científica? *An Fac Med UFPE* 1998;43(1):80-81.

Ministério da Saúde. Plataforma Brasil. Citado em: 2015 Jun. 16. Disponível em: <http://aplicacao.saude.gov.br/plataformabrasil/login.jsf>

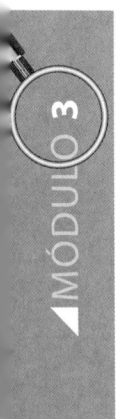

Agências de Fomento de Apoio à Pesquisa no Brasil

Capítulo 16

Patrícia Colombo de Souza ♦ Maysa Gabriela Simões Vasconcelos
Josemberg Marins Campos ♦ José Lamartine Aguiar ♦ Antônio Carlos Valezi

INTRODUÇÃO

Agências de fomento são instituições financeiras não bancárias, regulamentadas pelo Banco Central do Brasil. Têm como objeto social a concessão de financiamento de capital fixo e de giro, associada a projetos na Unidade da Federação onde tenham sede. Promovem o financiamento de pesquisas científicas e tecnológicas, que visam ao desenvolvimento do país.

Na Unidade da Federação onde tenham sede, podem realizar as seguintes operações e atividades, observada a regulamentação aplicável em cada caso:

I. Financiamento de capitais fixo e de giro, associado a projetos.
II. Prestação de garantias em operações compatíveis com o seu objeto social.
III. Prestação de serviços de consultoria e de agente financeiro.
IV. Prestação de serviços de administrador de fundos de desenvolvimento, observada a legislação específica.
V. Aplicação de disponibilidades de caixa em títulos públicos federais, inclusive por meio de operações compromissadas.
VI. Cessão de créditos.
VII. Aquisição, direta ou indireta, inclusive por meio de fundos de investimento, de créditos oriundos de operações compatíveis com o seu objeto social.
VIII. Participação acionária, direta ou indireta, no País, em instituições não financeiras, observadas as condições específicas.
IX. *Swap* para proteção de posições próprias.
X. Operações de crédito rural.
XI. Financiamento para o desenvolvimento de empreendimentos de natureza profissional, comercial ou industrial, de pequeno porte, inclusive a pessoas físicas.
XII. Operações específicas de câmbio autorizadas pelo Banco Central do Brasil.

XIII. Operações de arrendamento mercantil financeiro, observadas as condições específicas.

Este capítulo tem por objetivo apresentar os órgãos de fomento que auxiliam pesquisas no Brasil e no mundo.

AGÊNCIAS DE FOMENTO LIGADAS À PESQUISA E DESENVOLVIMENTO

Órgãos e Agências de Fomento Nacionais

- *CNPq – Conselho Nacional de Desenvolvimento Científico e Tecnológico:* é uma Fundação de fomento à pesquisa, dotada de personalidade jurídica de direito privado, vinculada ao Ministério da Ciência e Tecnologia (MCT).
  Financia: bolsas de investigação científica; aperfeiçoamento; cursos de pós-graduação; apoio à participação em eventos; apoio à promoção de eventos; apoio à editoração entre outros.
- *CAPES – Coordenação de Aperfeiçoamento de Pessoal de Nível Superior:* é uma entidade pública vinculada ao Ministério da Educação – MEC.
  Financia: Programa Especial de Treinamento (PETs) na graduação e concede bolsas de mestrado e doutorado a cursos de pós-graduação reconhecidos por este órgão.
- FINEP – *Financiadora de Estudos e Projetos.*
  Financia: projetos de grande porte: organização de eventos e projetos de pesquisa que visem ao desenvolvimento socioeconômico do país, que sejam solicitados com, no mínimo, quatro meses de antecedência. Empresa pública vinculada ao Ministério da Ciência e Tecnologia – MCT.
- *CONFAP – Conselho Nacional das Fundações Estaduais de Amparo à Pesquisa:* é uma organização sem fins lucrativos que tem por objetivo melhor articulação dos interesses das agências estaduais de fomento à pesquisa. Criado oficialmente, em 2006, o Conselho agrega fundações de amparo à Pesquisa (FAPs) de 24 estados, mais o Distrito Federal.
- FAPs – *Fundação de Amparo à Pesquisa.*
  Financia: investigação científica; aperfeiçoamento; apoio técnico; bolsas de recém-mestre; bolsas de pós-graduação (mestrado e doutorado).
- *FAPESP – Fundação de Amparo à Pesquisa do Estado de São Paulo:* é uma instituição pública de fomento à pesquisa acadêmica, ligada à Secretaria de Ensino Superior do Governo do Estado de São Paulo. As bolsas se destinam a estudantes de graduação, através de bolsas de iniciação científica, e a estudantes de pós-graduação, com bolsas de mestrado, doutorado e pós-doutorado. As bolsas e auxílios são concedidos dentro de três linhas de financiamento: Linhas Regulares, Programas Especiais e Inovação Tecnológica.

As Linhas Regulares estão voltadas para o atendimento da demanda espontânea (a chamada demanda de balcão) dos pesquisadores ligados às universidades e institutos de pesquisa, sediados no Estado de São Paulo. Constituem, portanto, um sólido suporte das propostas de pesquisa livremente pensadas e formuladas pelas comunidades científica e tecnológica paulistas.

Os Programas Especiais voltam-se para a superação de carências existentes (ou até mesmo antevistas) no Sistema de Ciência e Tecnologia do Estado. A linha de Inovação Tecnológica compreende diversos programas cujas pesquisas têm grande potencial de desenvolvimento de novas tecnologias e de aplicação prática em diversas áreas do conhecimento.

Os programas dessas duas linhas, financiados sobretudo com receitas patrimoniais da instituição, são os pilares da ação indutora, orientadora, do desenvolvimento científico e tecnológico que também cabe à FAPESP desempenhar, em afinação com a política de Ciência e Tecnologia do governo estadual.

Região Centro-Oeste

- **DF:** Fundação de Apoio à Pesquisa do Distrito Federal – **FAP**
- **GO:** Fundação de Amparo à Pesquisa do Estado de Goiás – **FAPEG**
- **MS:** Fundação de Apoio ao Desenvolvimento do Ensino, Ciência e Tecnologia do Estado de Mato Grosso do Sul – **FUNDECT**
- **MT:** Fundação de Amparo à Pesquisa do Estado de Mato Grosso – **FAPEMAT**

Região Nordeste

- **AL:** Fundação de Amparo à Pesquisa do Estado de Alagoas – **FAPEAL**
- **BA:** Fundação de Amparo à Pesquisa do Estado da Bahia – **FAPESB**
- **CE:** Fundação Cearense de Apoio ao Desenvolvimento Científico e Tecnológico – **FUNCAP**
- **MA:** Fundação de Amparo à Pesquisa e ao Desenvolvimento Científico e Tecnológico do Maranhão – **FAPEMA**
- **PB:** Fundação de Apoio à Pesquisa do Estado da Paraíba – **FAPESQ**
- **PE:** Fundação de Amparo à Ciência e Tecnologia do Estado de Pernambuco – **FACEPE**
- **PI:** Fundação de Amparo à Pesquisa do Estado do Piauí – **FAPEPI**
- **RN:** Fundação Norte-Rio-Grandense de Pesquisa e Cultura – **FUNPEC**
- **SE:** Fundação de Apoio à Pesquisa e à Inovação Tecnológica do Estado de Sergipe – **FAPITEC**

Região Norte

- **AC:** Fundação de Tecnologia do Estado do Acre – **FUNTAC**
- **AM:** Fundação de Amparo à Pesquisa do Estado do Amazonas – **FAPEAM**

- **PA:** Fundação de Amparo à Pesquisa do Estado do Pará – **FAPESPA**
- **RO:** Fundação de Apoio à Pesquisa Científica, Educacional e Tecnológica de Rondônia – **IPRO**
- **TO:** Fundação de Amparo à Pesquisa do Estado do Tocantins – **FAPT**

Região Sudeste

- **ES:** Fundação de Apoio à Ciência e Tecnologia do Espírito Santo – **FAPES**
- **MG:** Fundação de Amparo à Pesquisa do Estado de Minas Gerais – **FAPEMIG**
- **RJ:** Fundação Carlos Chagas Filho de Amparo à Pesquisa do Estado do Rio de Janeiro – **FAPERJ**
- **SP:** Fundação de Amparo à Pesquisa do Estado de São Paulo – **FAPESP**

Região Sul

- **PR:** Fundação Araucária de Apoio ao Desenvolvimento Científico e Tecnológico do Paraná – **FUND ARAUCÁRIA**
- **RS:** Fundação de Amparo à Pesquisa do Estado do Rio Grande do Sul – **FAPERGS**
- **SC:** Fundação de Amparo à Pesquisa e Inovação do Estado de Santa Catarina – **FAPESC**

Órgãos e Agências de Fomento Internacionais

Tais órgãos e agências estão relacionados no Quadro 16-1.

CONSIDERAÇÕES FINAIS

- As agências de fomento promovem financiamento de pesquisas científicas e tecnológicas, visando ao desenvolvimento do país.
- No Brasil e no mundo existem várias agências financiadoras, como CNPq, SINEP, CAPES entre outros órgãos responsáveis por esse benefício.

Quadro 16-1. Órgãos e agências de fomento internacionais

País	Agências
Alemanha	DAAD – Serviço Alemão de Intercâmbio Acadêmico http://www.daad.de/rio Fundação Alexander von Humboldt http://www.avh.de/ Fundação Konrad Adenauer Stifung http://www.kas.de/brasil Goethe Institut Inter Nationes http://www.goethe.de/
Argentina	RedCiun – Red de Cooperación Internacional de Universidades Nacionales http://www.redciun.edu.ar/
Austrália	Study in Australia http://www.studyinaustralia.gov.au/ IDP Austrália http://www.idp.edu.au/ University of Queensland http://www.uq.edu.au/international/
Canadá	ABECAN http://www.abecan.org.br/ CEC – Centro de Educação Canadense http://www.studycanada.ca/brazil/index.htm AUCC – Association of Universities and Colleges of Canada http://www.aucc.ca/ CBIE – Canadian Bureau for International Education http://www.cbie.ca/ CIDA – Canadian International Development Agency http://www.acdi-cida.gc.ca
Chile	Comisión Nacional de Investigación Científica y Tecnológica de Chile http://www.conicyt.cl/
Espanha	AUIP – Asociación Universitaria Iberoamericana de Postgrado http://www.auip.org/ Fundación Mapfre Estúdios http://www.mapfre.com/estudios AECID – Agência Espanhola de Cooperação Internacional http://www.aecid.org.br/portal/ OEI – Organização dos Estados Iberoamericanos http://www.oei.es/

(Continua)

Quadro 16-1. Órgãos e agências de fomento internacionais *(Cont.)*

País	Agências
	Fundación Carolina http://www.fundacioncarolina.es/ Becas MAE http://www.becasmae.com/ Fundación Universidad de La Rioja http://fundacion.unirioja.es/
Estados Unidos	Fulbright http://www.fulbright.org.br/2010/ OEA – Organização dos Estados Americanos http://www.educoas.org Bulletin The World Bank http://www.worldbank.org/ CIEE – Council on International Educational Exchange http://www.ciee.org/ Foundation Centre http://www.fdncenter.org/ Ford Foundation http://www.fordfound.org/ Foundation John D. and Catherine T. MacArthur http://www.macfound.org/site/ Rockfeller Foundation http://www.rockfound.org/ W. K. Kellogg Foundation http://www.wkkf.org/ IDB – Inter-American Development Bank http://www.iadb.org/ Peterson´s Guide http://www.petersons.com/ SSRC Social Science Research Council http://www.ssrc.org/
Finlândia	CIMO – The Centre for International Mobility http://www.cimo.fi
França	Campus France http://brasil.campusfrance.org/ CENDOTEC http://www.cendotec.org.br/
Grã-Bretanha	The British Council http://www.britishcouncil.org/brazil
Holanda	NUFFIC http://www.nuffic.nl

Quadro 16-1. Órgãos e agências de fomento internacionais *(Cont.)*

País	Agências
Israel	GALILCOL http://www.galilcol.ac.il
Itália	Instituto Italiano di Cultura http://www.iicsanpaolo.esteri.it/IIC_Sanpaolo http://www.iicrio.esteri.it/IIC_Riodejaneiro ICGEB – International Centre for Genetic Eng. And Biotechnology http://www.icgeb.trieste.it/TWAS Third World Academy of Sciences http://www.twas.org/ ICTP – International Centre for Theoretical Physics) http://www.ictp.trieste.it/
Japão	JICA – Japan International Cooperation Agency http://www.jica.go.jp/english/
México	UDUAL – Unión de Universidades de América Latina y el Caribe http://www.udual.org/ Universidad Nacional Autónoma de México http://www.unam.mx/ AMPEI – Asociación Mexicana para la Educación Internacional http://www.ampei.org.mx/ Secretaría de Relaciones Exteriores http://www.sre.gob.mx/
Portugal	Instituto Camões http://www.instituto-camoes.pt/ Fundação para a Ciência e a Tecnologia do Ministério da Ciência e Tecnologia http://www.mctes.pt/
Suécia	SIDA – Swedish International Development Cooperation Agency http://www.sida.se/English/
União Europeia	ALBAN www.programalban.org EuropeAid http://ec.europa.eu/europeaid/index_pt.htm ALFA http://ec.europa.eu/europeaid/where/latin-america/regional-cooperation/alfa/index_en.htm Erasmus Mundus – Scholarships and Academic Cooperation http://ec.europa.eu/education/external-relation-programmes/doc72_en.htm

BIBLIOGRAFIA

Brasil. Ministério da Saúde. Fundação CAPES. Citado em: 29 Jul 2015. Disponível em: <http://www.capes.gov.br/>

Conselho Nacional de Desenvolvimento Científico e Tecnológico. Citado em: 29 Jul 2015. Disponível em: <http://www.cnpq.br/>

Finep Inovação e Pesquisa. Citado em: 29 Jul 2015. Disponível em: <http://www.finep.gov.br/>

Fundação de Amparo à Pesquisa do Estado de São Paulo. Citado em: 29 Jul 2015. Disponível em: <http://www.fapesp.br/>

Projeto de Extensão

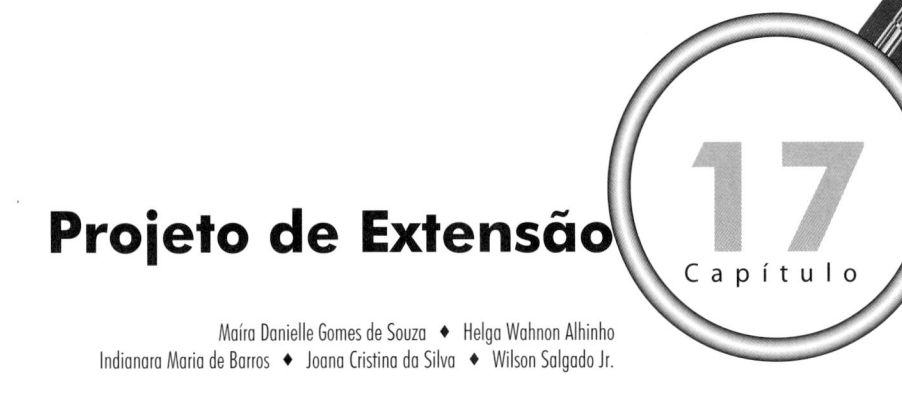

Capítulo 17

Maíra Danielle Gomes de Souza ♦ Helga Wahnon Alhinho
Indianara Maria de Barros ♦ Joana Cristina da Silva ♦ Wilson Salgado Jr.

INTRODUÇÃO

Os projetos de extensão são ações de caráter educativo e social com a finalidade de atender às necessidades da comunidade. Assim, este capítulo mostra, de forma sucinta e didática, a importância da extensão universitária na formação de profissionais preocupados com questões sociais, orientando o leitor sobre um projeto de extensão, suas etapas, elaboração e execução.

O QUE É O PROJETO DE EXTENSÃO?

A extensão visa difundir o desenvolvimento das comunidades e aplicar na sociedade pesquisas e ensinos elaborados nas universidades, a fim de modificar realidades e melhorar a qualidade de vida das populações. É na interação com a comunidade que novos conhecimentos são descobertos, surgindo, assim, novos projetos de pesquisas e fortalecendo o ensino nas universidades.

Os projetos de extensão buscam inserir um novo modelo de educação superior no país que, realiza mudanças no perfil educacional para a construção da sociedade, tornando-a mais voltada para o mercado com inversão de valores na construção da cidadania.

PONTOS RELEVANTES DE UM PROJETO DE EXTENSÃO

- Estabelecer a relação da universidade com a sociedade, através de ações que detectam problemas nas comunidades.
- Associar conhecimento científico ao saber popular através do diálogo.
- A Política Nacional de Extensão Universitária considera como linhas prioritárias da extensão: comunicação, cultura, direitos humanos, educação, meio ambiente, saúde, tecnologia e trabalho que devem se relacionar de acordo com as demandas da comunidade, garantindo a credibilidade das ações.

Como Construir um Projeto de Extensão?

O primeiro passo para a construção de um projeto de extensão é verificar o "problema" que envolve determinada comunidade; o projeto deve ser construído para solucionar esse problema, transformando as "IDEIAS" em "AÇÕES".

Como Submeter o Projeto a um Edital?

O segundo passo consiste em colocar as ideias no papel, citando tudo o que é necessário para o desenvolvimento das atividades: público-alvo, fundamentação teórica, justificativa, objetivos e metas, metodologia, relação ensino-pesquisa-extensão, equipe de execução, cronograma de atividades, recursos necessários e avaliação dos resultados.

Encontrar nos *sites* das instituições de ensino superior um edital vigente para a submissão do projeto de extensão, e seguir as instruções na elaboração do projeto.

Como Escolher o Público-Alvo?

Definir o público que será atendido no projeto é fundamental, este deve ser escolhido com os objetivos do projeto, levando em consideração a facilidade de execução, acessibilidade e custos.

O que Escrever na Fundamentação Teórica?

Abordar informações relevantes sobre o problema a ser explorado.

Qual a Justificativa do Estudo?

Destacar a relevância acadêmica e social do estudo, através de argumentos, mencionando trabalhos já desenvolvidos frente à problemática. Devem ser descritos os benefícios e resultados a serem alcançados, contextualizando com a instituição e o local do estudo.

Quais os Objetivos e Metas?

- *Objetivo geral:* possui maior amplitude, é a finalidade para a qual o projeto contribuirá a longo prazo.
- *Objetivos específicos:* desdobramento do objetivo geral, expressando diretamente os resultados esperados e que orientam as ações do projeto.
- *Metas:* são os produtos, bens e serviços que, em sua somatória, levarão ao alcance do objetivo, quantificando os resultados esperados.

O que Escrever na Metodologia?
Discriminar a atividade a ser realizada, detalhando de forma bastante clara os mecanismos que serão utilizados para o acompanhamento, monitoramento e avaliação do projeto.

Como Mostrar a Importância da Relação Ensino-Pesquisa-Extensão?
As ações de ensino, pesquisa e extensão são atividades básicas do ensino superior e devem estar articuladas com as necessidades da sociedade, facilitando a relação teoria – prática.

Como Organizar a Equipe de Execução?
A equipe de execução é composta por docentes e discentes da instituição de ensino, ou ainda, por membros externos a esta instituição. Dentro da equipe temos o coordenador da ação, vice-coordenador, tutores, voluntários, alunos bolsistas e alunos voluntários.

É necessário o preenchimento de alguns dados pessoais do coordenador da ação (que receberá os recursos referentes ao projeto) e do(s) aluno(s) bolsista(s).

Como Organizar o Cronograma de Atividades?
O projeto deve apresentar um cronograma de atividades propostas e o detalhamento de sua execução, com carga horária e duração.

Como Solicitar Recursos e Prestar Contas?
Os recursos solicitados como materiais de consumo devem ser especificados em um quadro. No momento da aprovação do projeto, o coordenador receberá um *e-mail* com o valor do recurso aprovado. Após a liberação do recurso, a etapa seguinte é a compra de materiais.

- *Compra de materiais:* no momento da compra, o responsável, deverá apanhar nota fiscal e recibo de todas as compras. A nota fiscal precisa vir com o CNPJ, endereço e CEP da Universidade; todas as notas fiscais precisam ser arquivadas.
- *Prestação de contas:* com todas as notas fiscais em mãos, o ideal é montar um documento de prestação de contas (com valores e local/loja de cada compra) e levar este documento, juntamente com as notas fiscais, à coordenação de gestão organizacional (de acordo com a solicitação da Universidade), seguindo os prazos determinados.

Como Elaborar os Relatórios Parcial e Final?

O relatório parcial é elaborado durante a execução do projeto, aproximadamente, na metade do período. Já o relatório final é elaborado após a conclusão do projeto de extensão, sendo mais completo e com avaliação geral do estudo.

Como Armazenar e Compilar os Dados?

Os dados coletados nas ações deverão ser armazenados numa planilha do *Excel*® (Fig. 17-1).

É importante estabelecer uma nomenclatura padrão para cada variável em estudo.

Ex.:

- Sexo – Feminino (número 1); Masculino (número 2).
- Prática de exercício físico – Sim (número 1); Não (número 2).

Como Divulgar um Projeto de Extensão?

Os meios de comunicação devem ser utilizados para divulgar as ações de extensão, como jornais, rádio, televisão e redes sociais.

Limitações e Obstáculos

Os projetos de extensão são eficazes para a população, mas requerem um pouco de dedicação da sua equipe de execução que encontrará algumas limitações, como:

- *Tempo disponível para treinamento da equipe de execução do trabalho:* a maioria dos projetos de extensão conta com o apoio de estudantes de graduação que, na maioria dos casos, possuem pouco tempo disponível para a realização de treinamentos. A solução é encontrar horários estratégicos, como intervalos, horário de almoço para realizar os treinamentos.

Paciente	Idade	Sexo	Escolaridade	Renda	Refeição	Ex. Físico	Vez/sem	Real exer. fis. hoje	Medicação	Qual med.	IMC
1	78	2	3	3	5	1	1	1	1	2	24,77
2	34	1	2	3	3	1	5	1	2		27,12
3	20	1	4	2	3	2		1	2		30
4	75	1	3	2	3	1	2	2	1	1 e 2	23,61
5	43	1	3	1	3	1	1	2	2		32,77
6	23	1	4	4	5	1	4	1	2		22,86
7	37	1	4	3	3	2		2	2		25,14
8	34	1	2	1	4	1	1	1	2		23,41
9	27	1	3	3	2	2		2	2		34,33
10	52	1	4	5	3	1	7	1	1	1	35,24
11	75	1	3	2	5	1	3	1	1	1,2 e 3	30,43
12	64	1	4	2	3	1	2	1	1	2	29,41
13	61	1	4	4	5	1	1	1	1	2	32
14	57	1	4	5	3	2		2	1	2	25,18
15	64	1	4	5	3	1	2	1	1	2 e 3	27,38

Fig. 17-1. Como armazenar e compilar os dados.

- *Execução da ação:* assim como a disponibilidade de tempo para o treinamento, o tempo também torna-se um vilão para a execução das ações, principalmente, quando estas ocorrem fora do ambiente universitário.
- *Dedicação da equipe organizadora:* é fundamental a dedicação e participação da comissão organizadora em todos os processos. Os projetos de extensão são minuciosos e precisam de planejamento para a realização, a solução é tentar dividir as atividades entre os membros da comissão organizadora.

CONSIDERAÇÕES FINAIS

- A extensão é uma oportunidade para que a universidade pense, reflita e realize ações a favor das necessidades da sociedade.
- As ações devem estimular a formação de profissionais protagonistas para atuarem nas transformações sociais.

BIBLIOGRAFIA

Arroyo DMP, Rocha MSPML. Meta-avaliação de uma extensão universitária: Estudo de caso. *Revista Avaliação Campinas* 2010;15(2):135-61.

Bertnik FMP, Silva IM. Avaliação da ação extensionista em universidades católicas e comunitárias. *Revista Avaliação Campinas* 2009;14(2):453-69.

Fernandes MC *et al.* Universidade e a extensão universitária: a visão dos moradores das comunidades circunvizinhas. *Educação em Revista* 2012;28(4):169-94.

Ferreira IB. Implicações da reforma do ensino superior para a formação do Assistente Social: desafios para a ABEPSS. In: Revista da Associação Brasileira de Ensino e Pesquisa em Serviço Social (ABEPSS). Brasília: Valci, 2000.

Moura LFAD *et al.* Impacto de um projeto de extensão universitária na formação profissional de egressos de uma universidade pública. *Rev Odontol* 2012;41(6):348-52.

Proext, Pró-reitoria de extensão. Citado em: 20 Mar 2015. Disponível em: <http://www.ufpe.br/proext/index.php?option=com_content&view=article&id=4&Itemid=91>

Rocha NA, Cezne GM, Moro LM *et al.* A importância do projeto de extensão para a formação acadêmica. Citado em: 14 Abr 2015. Disponível em: <http://www.unifra.br/eventos/sepe2012/Trabalhos/6569.pdf>

Silva AFL, Ribeiro CDM, Silva Jr AG. Pensando extensão universitária como campo de formação em saúde: uma experiência na Universidade Federal Fluminense, Brasil. *Interface* 2013;17(4):371-84.

UFPE, Universidade Federal de Pernambuco. Manual de Extensão 2013. Citado em: 13 Jun 2015. Disponível em: <https://www.ufpe.br/proext/images/manual%20de%20extenso_revisado%204_7_2013.pdf>

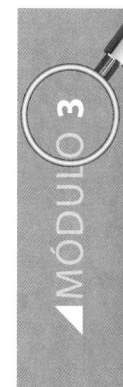

Plágio em Pesquisa Científica

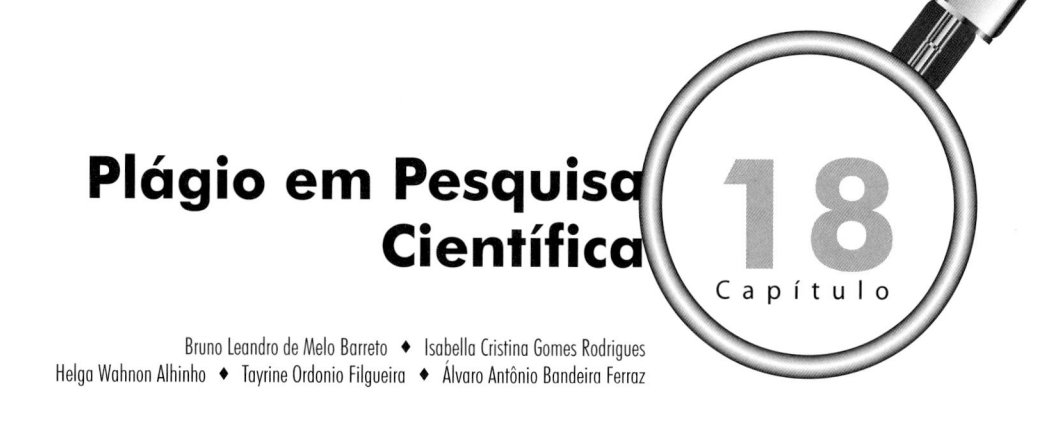

Capítulo 18

Bruno Leandro de Melo Barreto ♦ Isabella Cristina Gomes Rodrigues
Helga Wahnon Alhinho ♦ Tayrine Ordonio Filgueira ♦ Álvaro Antônio Bandeira Ferraz

INTRODUÇÃO

Com o crescente uso da internet, o acesso à informação ficou mais fácil, rápido e prático, possibilitando a realização de consultas infinitas de maneira instantânea sobre diferentes temas e áreas de interesse.

O plágio é caracterizado pelo uso das palavras ou ideias de outro autor, sem que este seja citado. Constitui violação do direito autoral, em vários países e "se refere diretamente à obra intelectual e ao direito que seu criador exerce sobre ela".

O presente capítulo tem como objetivo conscientizar quem escreve, de forma que este não reproduza de maneira integral a propriedade de outro autor, sendo a citação de outras fontes de referências fundamental para evitar o plágio.

ORIGEM DA PALAVRA

A palavra plágio de etiologia grega, *plagios*, que significa oblíquo, refere-se a assinar ou apresentar como sua uma obra artística ou científica de outrem.

Em países de língua inglesa define-se como a "apropriação ou imitação da linguagem, ideias ou pensamentos de outro autor e a representação das mesmas como se fossem daquele que as utiliza".

CARACTERÍSTICAS DO PLÁGIO

A característica principal é a repetição de ideias ou frases de outro autor de maneira direta sem que o mesmo seja citado na obra em questão. Também pode ocorrer o autoplágio, quando o mesmo texto se repete em muitas publicações do mesmo autor. Assim, é permitido o uso de informações de algum texto desde que o autor cite corretamente o responsável pelas ideias originais.

No mundo, o plágio é visto de maneira diferente em cada lugar, no Oriente as ideias de outros autores são consideradas posse da sociedade, porém, no Ocidente, este é considerado um crime, ferindo a ética nas pesquisas e publicações.

Apesar de não ser mencionada diretamente na lei de Direitos Autorais, a cópia não autorizada de obra intelectual é proibida. Os profissionais da área médica, por exemplo, são proibidos pelo Código de Ética de realizarem cópias sem citação da fonte.

LEGISLAÇÃO BRASILEIRA

O Código Penal Brasileiro, no que diz respeito aos Crimes Contra a Propriedade Intelectual, prevê crimes de violação de direito autoral – artigo 184 – que traz o seguinte teor: *Violar direito autoral: Pena – detenção, de 3 (três) meses a 1 (um) ano, ou multa.* E os seus parágrafos 1º e 2º, consignam, respectivamente:

- *§1º:* se a violação consistir em reprodução, por qualquer meio, com intuito de lucro, de obra intelectual, no todo ou em parte, sem autorização expressa do autor ou de quem o represente, (...): Pena – reclusão, de 1 (um) a 4 (quatro) anos, e multa, (...).
- *§ 2º:* na mesma pena do parágrafo anterior incorre quem vende, expõe à venda, aluga, introduz no país, adquire oculta, empresta troca ou tem em depósito, com intuito de lucro, original ou cópia de obra intelectual, (...), produzidos ou reproduzidos com violação de direito autoral.
- *Lei 9.610/98:* altera, atualiza e consolida a legislação sobre direitos autorais e dá outras providências.
- *Lei 8.635/93:* modifica o Art. 184 do Código Penal que impõe penas às violações aos direitos autorais.

Retificação

Lei referente ao direito moral do autor – Retificação de Artigo Científico.

Lei Nº 9.610, de 19 de fevereiro de 1998 – <u>Capítulo II</u> – Art. 24. São direitos morais do autor:

I. O de reivindicar, a qualquer tempo, a autoria da obra.
II. O de ter seu nome, pseudônimo ou sinal convencional indicado ou anunciado, como sendo o do autor, na utilização de sua obra.
III. O de conservar a obra inédita.
IV. O de assegurar a integridade da obra, opondo-se a quaisquer modificações ou à prática de atos que, de qualquer forma, possam prejudicá-la ou atingí-lo, como autor, em sua reputação ou honra.
V. O de modificar a obra, antes ou depois de utilizada.

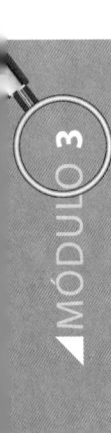

VI. O de retirar de circulação, a obra, ou de suspender qualquer forma de utilização já autorizada, quando a circulação ou utilização implicarem afronta a sua reputação e imagem.

TOLERÂNCIA ZERO

É cada vez mais presente a denúncia de plágio em publicações acadêmicas, a política de "tolerância zero" vem se estabelecendo em periódicos internacionais. Muitos são os exemplos de plágio no meio científico, e as punições estão ficando mais severas, indo desde o bloqueio de nova submissão de manuscritos nos periódicos até a destruição da reputação científica.

FERRAMENTAS E ATUALIDADES

Atualmente, existem algumas ferramentas que auxiliam na produção científica. Estas são utilizadas na correção textual, tradução de idiomas, detecção de plágio entre outros.

Na detecção desta infração, um dos programas utilizado é o *Plagius*®, um *software* que analisa por completo os documentos, em busca de ocorrências de suspeita de plágio.

O CNPq descreve algumas diretrizes para integridade na pesquisa científica:

- O autor deve, em todas as situações, dar crédito às fontes que fundamentam diretamente seu trabalho.
- Toda citação *in verbis* de outro autor deve ser colocada entre aspas.
- Quando resumido um texto alheio, o autor deve procurar reproduzir o significado exato das ideias ou fatos apresentados pelo autor original, que deve ser citado.
- Quando em dúvida se um conceito ou fato é de conhecimento comum, as citações devem ser realizadas.
- Na submissão do manuscrito para publicação, contendo informações, conclusões ou dados que já foram difundidos de forma significativa (ex.: apresentado em congressos ou divulgado na internet), o autor deve indicar claramente aos editores e leitores a existência da divulgação prévia da informação.
- Caso os resultados de um estudo único complexo possam ser apresentados como um todo coesivo, não é considerado ético que eles sejam fragmentados em múltiplas publicações.
- Para evitar o autoplágio, o uso de textos e trabalhos anteriores do próprio autor deve ser assinalado, com as devidas referências e citações.

- O autor deve verificar a correção de cada citação e que cada referência na bibliografia corresponda a uma citação no texto do manuscrito. Deve ser dado crédito aos autores que primeiro relataram a observação ou ideia que está sendo apresentada.
- Sempre que possível consultar a literatura original.
- Caso o autor precise citar uma fonte secundária (ex.: uma revisão) para descrever o conteúdo de uma fonte primária (ex.: um artigo empírico de um periódico), deve verificar a sua correção e sempre indicar a fonte original da informação que está sendo relatada.
- É eticamente inaceitável a prática de inclusão intencional de referências de relevância questionável com a finalidade de manipular fatores de impacto ou aumentar a probabilidade de aceitação do manuscrito.
- Quando houver necessidade de utilizar informações de outra fonte, o autor deve escrever de tal modo que fique claro aos leitores quais ideias são suas e quais são oriundas das fontes consultadas.
- O autor tem a responsabilidade ética de relatar evidências que contrariem seu ponto de vista, sempre que existirem. Ademais, as evidências usadas em apoio a suas posições devem ser metodologicamente sólidas. Na necessidade de recorrer a estudos que apresentem deficiências metodológicas, estatísticas ou outras, os erros devem ser claramente apontados aos leitores.
- O autor tem o compromisso ético de relatar todos os aspectos do estudo que possam ser importantes para a reprodutibilidade independente de sua pesquisa.
- Qualquer alteração dos resultados iniciais obtidos, como a eliminação de discrepâncias ou o uso de métodos estatísticos alternativos, deve ser claramente descrita junto com uma justificativa racional para o emprego de tais procedimentos.
- A inclusão de autores deve ser discutida antes de iniciar o manuscrito e deve se fundamentar em orientações já estabelecidas, como as do *International Committee of Medical Journal Editors*.
- Apenas as pessoas que emprestaram contribuição significativa ao trabalho merecem autoria em um manuscrito.
- O empréstimo de equipamentos, obtenção de financiamento ou supervisão geral por si só não justifica a inclusão de novos autores, que devem ser objeto de agradecimento.
- A colaboração entre docentes e estudantes deve seguir os mesmos critérios, evitando a autoria a estudantes com pequena ou nenhuma contribuição nem excluir aqueles que efetivamente participaram do trabalho. Autoria fantasma em Ciência é eticamente inaceitável.

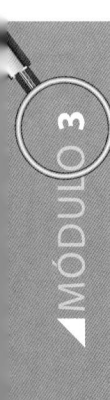

- Todos os autores de um trabalho são responsáveis pela veracidade e idoneidade do trabalho e devem ser capazes de descrever, quando solicitados, sua contribuição pessoal ao trabalho.
- Todo trabalho de pesquisa deve ser conduzido dentro de padrões éticos na sua execução, seja com animais, seja com seres humanos.

CONSIDERAÇÕES FINAIS

- O plágio é considerado ausência de ética profissional, podendo ser caracterizado por crime, de acordo com o código penal brasileiro.
- Toda e qualquer fonte de pesquisa deve ser citada como referência, evitando, assim, o plágio.
- Não se deve infringir a lei de direito moral do autor, pois se acontecer, o artigo científico, ou obras gerais podem ser retificados.

BIBLIOGRAFIA

Brasil. Constituição. Constituição da República Federativa do Brasil. Brasília. DF: Senado Federal, 1988.
Brasil. Lei nº 9610, de 19 de fevereiro de 1998. Código Civil. Diário Oficial da União 20 Fev. 1998.
Costa Netto JC. *Direito autoral no Brasil*. São Paulo: FTD, 1998.
Conselho Nacional de Desenvolvimento Científico e Tecnológico. [homepage na internet].
    Citado em: 17 Jul. 2015. Disponível em: <http://www.cnpq.br/web/guest/diretrizes>
Diniz D, Munhoz ATM. Cópia e pastiche: plágio na comunicação científica. *Argumentum* 2011Jan/Jun.1:11-28.
Gonçalves HHL, Noldin PHP, Gonçalves CC. O recurso do plágio em trabalhos acadêmico-científicos: um tema em questão. *Rev da Unifebe* 2011.
Miranda A, Simeão E, Mueller S. Autoria coletiva, autoria ontológica e intertextualidade: aspectos conceituais e tecnológicos. *Ci Inf Brasília* 2007 Maio/Ago.;36:35-45.
Nery G, Bragaglia AP, Clemente F et al. *Nem tudo que parece é: entenda o que é plágio*.
    Citado em: 17 Jul. 2015. Disponível em:
    <http://www.noticias.uff.br/arquivos/cartilha-sobre- plagio-academico.pdf>
Narchi NZ, Secaf V. Códigos de ética profissional e a pesquisa: direitos autorais e do ser humano. *Rev Paul Enf* 2002 Set./Dez.;21:227-33.
Plagius detector de plágio. [homepage na internet]. Citado em: 17 Fev. 2014. Disponível em: <http://www.plagius.com/s/br/Default.aspx>
Rartmann E. *Variações sobre o plágio*. Citado em: 2014 Fev. 20. Disponível em:
    <http://www.confrariadovento.com/revista/numero8/ensaio03.htm>
Sauthier M, Almeida Filho AJ, Matheus MP et al. Fraude e plágio em pesquisa e na ciência: motivos e repercussões. *Revista de Enfermagem Referência* 2011 Mar.;47-55.
Vasconcelos SMR. O plágio na comunidade científica:questões culturais e linguístcas. *Cienc Cult* 2011 Jul./Sep.;59:4-5.

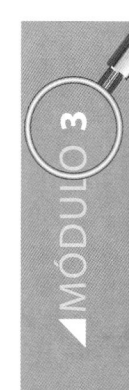

Edição de Imagens

Capítulo 19

João Caetano Dallegrave Marchesini ♦ Flávio Coelho Ferreira
Abdon Xavier Pacurucu Merchan ♦ Vinícius Gueiros Buenos Aires
Josemberg Marins Campos

INTRODUÇÃO

O uso de imagens, figuras, gráficos e ilustrações é comum no meio médico, facilitando tanto a compreensão do leitor, como o reconhecimento de situações semelhantes na prática clínica. As imagens originais podem conter certas falhas que limitam ou prejudicam sua avaliação como fotos mal enquadradas, com iluminação e coloração inadequadas, entre outras. Alguns destes erros podem ser editados de forma a aperfeiçoar a foto, seja selecionando um novo enquadramento ou adicionando diferentes efeitos à imagem.

Este capítulo tem como objetivo orientar o leitor como proceder para capturar foto, transferir para um computador, editar imagem e modificar o formato do arquivo. É importante ressaltar que serão apresentadas formas básicas de edição que auxiliarão na elaboração de capítulos, artigos e outros documentos científicos.

DIREITOS AUTORAIS

Assim como em outras áreas, é necessário respeitar os direitos autorais das imagens, sendo imprescindível obter autorização do autor para a utilização, edição e reprodução das mesmas. De acordo com a lei 9.610 de 1998, obras de cunho intelectual estão protegidas a partir do momento que são geradas, não havendo necessidade de registro por parte dos autores. Alterações realizadas em imagens devem ser aprovadas pelos proprietários dos direitos autorais antes de sua reprodução.

BIOÉTICA

O respeito à privacidade do paciente é dever essencial de qualquer profissional da área de saúde. Obedecendo a este preceito, qualquer tipo de informação escrita, sonora ou visual, que possa ou não revelar a identidade do paciente, não pode ser reproduzida, salvo com autorização por escrito do paciente ou responsável legal em um termo de consentimento. Os fins específicos para os quais a imagem será utilizada deverão estar descritos no termo, como, por exemplo, "as imagens poderão ser utilizadas para publicação em periódicos científicos, apresentação em aulas, cursos e congressos".

Independente do consentimento legal para uso de dados e imagens, é uma questão ética salvaguardar a privacidade do paciente, não expondo informações que possam identificar o mesmo. As formas mais comuns são através do uso de tarjas sobre os olhos do paciente e sobre dados, como nome, número de prontuário/registro etc.

É importante ressaltar que clínicas, hospitais, fabricantes de materiais, logomarcas também possuem direito sobre o uso de suas imagens, sendo importante se informar sobre as possibilidades materiais que contenham informações relativas aos mesmos.

CAPTURA DE IMAGENS

Câmeras digitais e celulares mais atuais possibilitam ao usuário capturar excelentes fotografias, mesmo com conhecimento técnico limitado, além de gerar imagens de boa qualidade e elevada resolução. Entretanto, é válido ressaltar a importância de um bom enquadramento e boa luminosidade para a captura, além de conhecimento básico sobre o dispositivo utilizado para capturar a foto. Um dos erros mais comuns é a obtenção de fotografias diretamente contra uma fonte primária de luz, o que prejudica bastante a qualidade da foto, muitas vezes inviabilizando o uso desta imagem.

Em decorrência da infinidade de marcas e modelos de câmeras digitais e celulares, aconselha-se o uso do manual para maiores esclarecimentos acerca da transferência das imagens, no entanto, habitualmente basta conectar um cabo de dados entre o dispositivo e computador e procurar o local do arquivo para copiar as fotos.

Cartões de memória podem ser removidos e utilizados diretamente no leitor do computador, quando disponível, com funcionamento semelhante ao de um *pendrive*, onde é possível visualizar todos os arquivos ali presentes e selecionar o que será transferido ao computador.

CAPTURA DE TELA

É possível obter imagens através da captura de tela do computador apresentada no computador, como se fosse uma fotografia da tela do computador. Trata-se de um recurso simples utilizado com frequência para obtenção de imagens de vídeos e animações. Para melhores resultados o ideal é realizar a captura com a placa de vídeo configurada, utilizando a maior resolução possível do monitor.

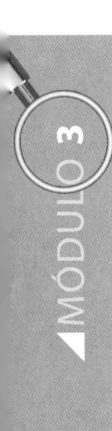

Nas versões mais atuais do sistema operacional Windows® deve-se pressionar simultaneamente as teclas Windows e PrtScn *(printscreen)*. As fotos são salvas na pasta imagens -> captura de tela. Em versões mais antigas do Windows®, é necessário apertar a tecla PrtScn, abrir um editor de imagens como o Paint®, colar a imagem (pressionar simultaneamente as teclas Ctrl e V ou clicar no comando "colar" disponível na tela inicial) e posteriormente salvar a imagem no formato desejado.

No sistema operacional MacOs® devem-se pressionar, simultaneamente, as teclas *command*, *shift* e 3. As imagens são salvas com a data e hora em que foram capturadas, facilitando sua localização posterior (ex.: Captura de Tela 2015-06-05 às 22.26.39).

FORMATOS DE ARQUIVO

Cada formato de arquivo possui uma característica diferente e portanto vantagens e desvantagens em relação aos outros. É essencial seguir as orientações da revista, editora ou *site* para o qual a imagem será enviada. Citam-se alguns dos formatos mais utilizados:

- *JPEG:* é o mais indicado na necessidade de uma redução no tamanho das imagens, ainda que isso acarrete uma perda na qualidade.
- *GIF:* arquivos salvos no formato GIF têm o seu espectro crômico reduzido a apenas 256 cores ou menos, diminuindo a qualidade e o tamanho dos arquivos. É recomendado para aplicações que façam uso limitado de cores, além disso, possui o diferencial de poder ser utilizado para produzir animações simples e compactas.
- *PNG:* apesar de não ser tão comumente utilizado pelos usuários por causa da falta de suporte técnico dos navegadores e de *know-how* dos internautas, este formato apresenta alguns avanços em relação ao JPEG e GIF, podendo chegar a 30% de compressão sem perda de qualidade.
- *BMP:* este formato consiste em imagens comprimidas, mas sem perda de qualidade, sendo utilizado amplamente em programas tanto da plataforma Windows® como iOS®. Uma desvantagem é o tamanho elevado dos arquivos.
- *TIFF:* semelhante ao BMP, porém possui uma melhor aceitação no mercado especializado de impressão e de edição de imagens sendo amplamente utilizado no *Adobe Photoshop*®. Possui a capacidade de salvar a imagem em diferentes camadas, possibilitando a edição posterior de dados que foram inseridos na imagem, como fonte de texto, marcadores etc.
- *SVG:* um formato diferente dos outros supracitados, o SVG, ao invés de conter, como em um mapa, informações de onde está cada um dos *pixels* da imagem e como está colorido, contém instruções matemáticas de como a imagem deve ser construída pelo leitor de mídia. Muito utilizado para arquivos com base em vetores, permitindo a ampliação de imagens sem perda de qualidade.

- *DICOM:* formato de imagens utilizado por programas médicos tais como ultrassonografia, tomografia, ressonância etc. Possibilita a visualização de dados de imagem (sequenciais ou não) e dados relativos ao paciente e procedimento. Os programas que utilizam este formato de arquivo são complexos, o que torna seu manuseio difícil. Dois programas se destacam dos demais, o InVesalius® (Windows®) e o OsiriX® (iOS®). Uma opção mais fácil é realizar a captura de tela da imagem desejada para posterior edição.

EDITOR DE IMAGENS

Existem inúmeros programas destinados à edição de imagens, com os mais variados recursos e níveis de complexidade. Dentre os editores mais simples e gratuitos, cita-se o Picasa® *(Google inc)* e os programas "padrão", habitualmente instalados em seus respectivos sistemas operacionais:

- *Sistema operacional Windows®:* Paint® e Microsoft Office Picture Manager®.
- *Sistema operacional Mac (iOS®):* pré-visualização.

Dentre os editores profissionais, os que mais de destacam são o Adobe Photoshop® e o CorelDRAW® (Photo Paint®), utilizados frequentemente em gráficas.

O texto orientará sobre o uso do Paint® e Picasa®, uma vez que eles sejam suficientes para realização de edição básica de imagens, gratuitos e amplamente disponíveis para leigos.

Paint®

Para iniciar a edição no Paint® é preciso abrir o programa, que já vem instalado em computadores com o sistema operacional Windows®. Basta clicar no seu ícone na área de trabalho ou no menu iniciar. Após abrir o programa, deve-se clicar na aba superior esquerda, em seguida na opção "abrir" e por fim escolher o arquivo desejado. É possível também clicar com o botão direito do *mouse* diretamente no arquivo da imagem a ser editada, depois clicar em "abrir com" e, em seguida, "Paint".

Ao abrir o programa existe a possibilidade de uso de várias ferramentas, como:

Cortar

- O passo inicial, com o programa aberto, é clicar na opção cortar/selecionar (representado pelo ícone de um quadrado tracejado) (Fig. 19-1).
- Selecionar (pressionar e segurar o botão esquerdo do *mouse* e arrastar o ponteiro do mesmo para selecionar a área desejada. Ao soltar o botão esquerdo, a imagem será selecionada).

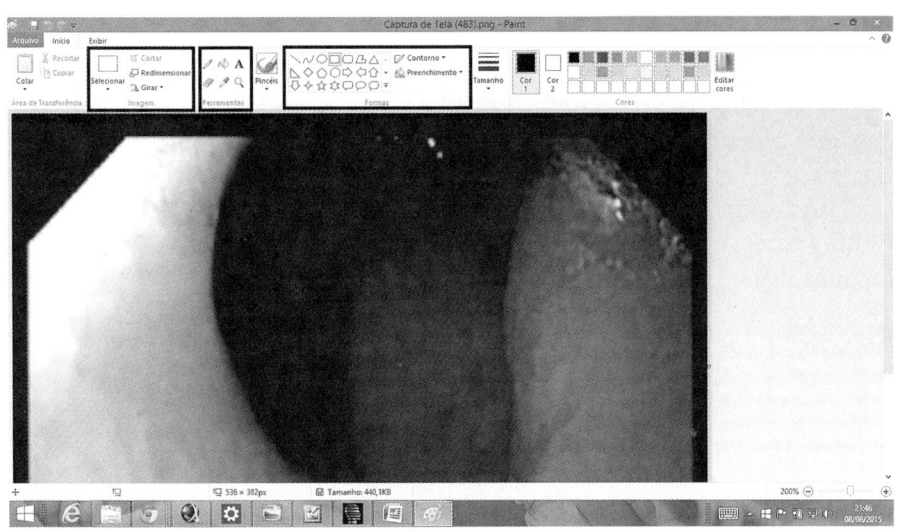

Fig. 19-1. Tela inicial do programa Paint® com detalhe para as ferramentas de edição. (Ver *Prancha* em *Cores*.)

- Clicar no ícone "cortar" ou pressionar simultaneamente as teclas Ctrl, Shift, X. A imagem selecionada será mantida, e o restante será retirado.
- Salvar a imagem com outro nome para não perder a imagem original.

Girar

Utiliza-se essa opção para girar a imagem, bastando clicar no ícone "girar" e selecionar conforme a descrição.

Inserir Texto e Formas

- Na parte superior, em ferramentas, clicar no ícone "texto" representado pela letra A.
- Colocar o cursor do *mouse* no local que deseja incluir o texto/palavra.
- Após esta etapa, podem-se escolher tamanho, cor e tipo da fonte além das opções de negrito, sublinhado ou itálico. A região onde o texto será escrito (fundo do texto) poderá ser transparente ou aparecer sobre uma barra branca.
- As formas são ferramentas utilizadas para ressaltar ou apontar algum ponto específico da imagem editada, após a escolha da forma deve-se clicar e colocá-la no local escolhido, alterando o tamanho e cor de preferência.

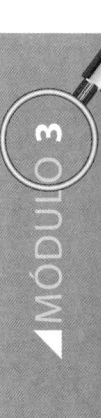

Salvar o Arquivo

Após a edição da imagem, é necessário salvá-la, para isso acontecer sem alterar a original, deve-se clicar em "Salvar como" (na mesma aba superior esquerda que está à opção 'abrir'), pois será criado um novo documento, e o arquivo deverá ser renomeado.

Pode-se também mudar o formato do arquivo. Essa opção aparece na mesma janela onde se edita o nome do arquivo, após clicar em 'salvar como' ou após salvar pela primeira vez alguma imagem.

Picasa®

O Google® possui um editor de imagens bastante intuitivo, o Picasa®. Para usá-lo é preciso fazer o *download* do programa, seguir as instruções e instalá-lo no computador.

Uma característica do programa é que o mesmo cria uma biblioteca com todas as imagens do computador, de tal forma que sempre que forem salvas ou transferidas novas fotos, na próxima vez que o programa for aberto, ele salvará de forma automática essas novas imagens na biblioteca. Esta opção pode ser alterada pelo usuário para restringir essa biblioteca para uma determinada pasta como, por exemplo, a pasta "Imagens".

Abrir o Programa

Quando o programa é aberto pela primeira vez, o usuário será indagado se deseja que todas as imagens do seu computador sejam catalogadas na biblioteca. Caso aceite, as fotos ficarão mais acessíveis às futuras edições.

Para começar a editar basta dar dois cliques na foto de interesse, dessa forma ela ocupará a tela principal do programa, onde estarão os recursos de edição. Estes recursos estão agrupados no lado esquerdo do programa, e todos possuem uma explicação de sua função, de forma que o programa se torna muito intuitivo (**Fig. 19-2**).

O programa possui uma opção simples onde o ajuste de sombras, cores e luminosidade é realizado de maneira automática ao se clicar no ícone "Estou com sorte". Caso o resultado não seja satisfatório, é possível desfazer as alterações ou realizar os ajustes desejados.

Cortar

Selecionar a opção cortar, aplicar na área desejada e clicar em aplicar.

Salvar

Clicar na guia 'arquivo', depois em 'salvar' (para substituir a imagem original pela nova) ou em 'salvar como' (caso queira salvar a nova imagem e manter a original). Esta última etapa é utilizada da mesma forma tanto no programa de edição de imagens, quanto em documentos que precisem ser salvos.

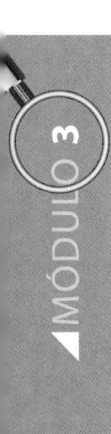

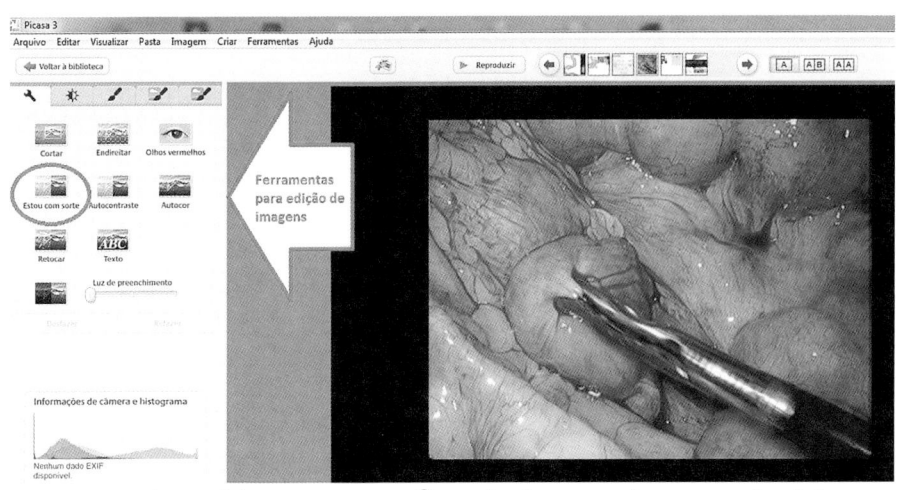

Fig. 19-2. Tela inicial do programa Picasa® com detalhe para as ferramentas de edição. (Ver *Prancha* em *Cores*.)

CONSIDERAÇÕES FINAIS

- É imprescindível obter consentimento para uso de imagens na área de saúde, respeitando os princípios da bioética.
- É importante o conhecimento básico dos principais passos para a edição de imagens.
- Programas gratuitos e de fácil execução existem e facilitam a edição e melhora na qualidade das imagens.
- O melhor formato para salvar a imagem após a edição depende da finalidade da imagem (aulas, publicação em artigos científicos etc.) e das orientações do local para o qual a mesma será enviada.

BIBLIOGRAFIA

Âmbito Jurídico. Disponível em: <http://http://www.ambito-juridico.com.br>
Chastain S. Which graphics are best to use and when? Citado em: 16 Abr 2014. Disponível em: <http://graphicssoft.about.com/od/graphicformats/f/summary.htm>
Google Inc. Picassa. 2014. Citado em: 20 Mar 2014. Disponível em: <http://picasa.google.com>
Infowester. Formatos de imagens: JPEG, GIF, PNG e outros. Citado em: 15 Abr 2014.
 Disponível em: <http://www.infowester.com/imagens.php>
La Máquina Diferencial. Formato SVG. Citado em: 16 Abr 2014. Disponível em:
 <http://lamaquinadiferencial.wordpress.com/2008/04/30/formato-svg/>
Microsoft. Guia de introdução ao Paint. Citado em: 20 Mar 2014. Disponível em:
 <http://windows.microsoft.com/pt-br/windows7/getting-started-with-paint>.
Portal Brasil. Disponível em: <http://www.brasil.gov.br>
Techmundo. Picassa: faça ajustes básicos no tratamento de suas fotos. Citado em: 20 Mar 2014.
 Disponível em:<http://www.tecmundo.com.br/imagem/2054-picasa-faca-ajustes-basicos-de-tratamento-nas-suas-fotos-.htm>

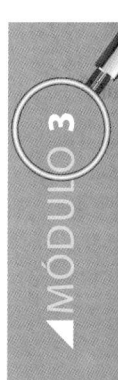

Captura e Edição de Vídeos

Capítulo 20

Flávio Coelho Ferreira ♦ Gustavo Henrique Patriota Cavalcanti de Albuquerque
Elias Jirjoss Ilias ♦ Gustavo Henrique Ferreira de Mattos ♦ Josemberg Marins Campos

INTRODUÇÃO

O uso de vídeos como recurso de mídia tornou-se imprescindível para estudantes e profissionais da área de saúde. Animações e filmes são utilizados a fim de facilitar a compreensão de temas tidos como complexos.

Atualmente, existe um extenso acervo de vídeos e imagens de dissecções, necropsias e cirurgias, graças ao desenvolvimento de tecnologias no campo da fotografia e filmagem. Em pesquisa realizada no *site Youtube*, fonte gratuita de vídeos na Internet, após analisar o conteúdo de 607 vídeos de saúde, concluiu-se que o tema "Tratamento de Doenças ou de Condições Patológicas" é o mais frequente dentre todos os outros, como fisiopatologia e epidemiologia (Fig. 20-1).

No contexto de pesquisa científica, a exposição de vídeos em geral tem como intuito a elucidação de etapas de procedimentos médicos e discussão de suas técnicas. A Sociedade Brasileira de Videocirurgia (SOBRACIL), por exemplo, é uma entidade formada por médicos-cirurgiões que promovem congressos, simpósios e cursos, visando o desenvolvimento da videocirurgia. Em seus encontros, são exibidos vídeos de cirurgia e debatidos temas acerca do procedimento e técnicas utilizadas.

Apresentações em congressos, palestras ou jornadas, de forma geral, requerem que o filme exibido tenha curta duração. Para isso, é necessário que o vídeo se concentre apenas em seu objetivo, para que o público não perca o foco. Por exemplo, em uma aula de sutura destinada a estudantes de medicina, dada a partir de uma videolaparoscopia de *bypass* gástrico, somente a própria técnica de sutura deve ser exposta; todas as outras etapas (inserção dos trocateres, por exemplo), *a priori*, devem ser eliminadas.

Portanto, é fundamental o desenvolvimento de habilidades em edições de vídeos para melhor aproveitamento destes nas diferentes modalidades de apresentação. Em uma exibição bem executada, o vídeo deve estar pronto

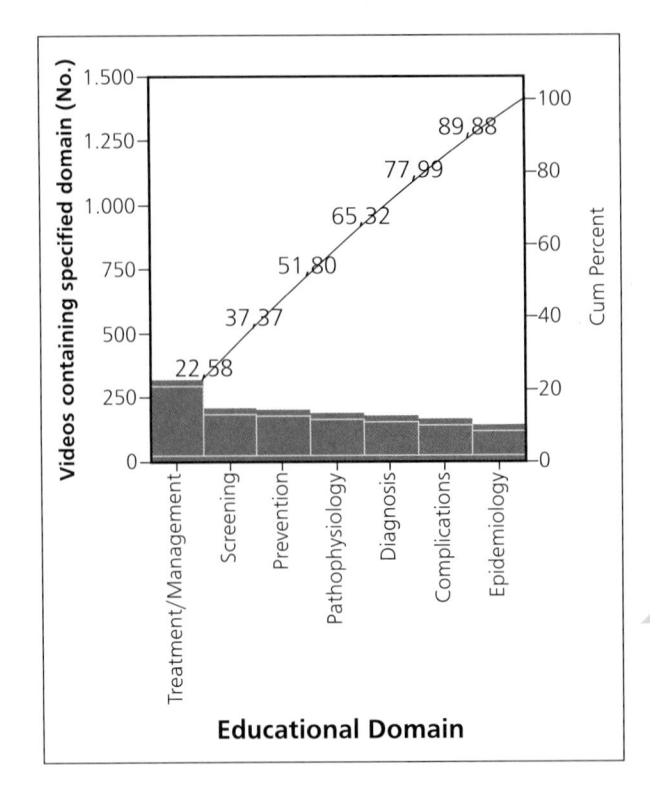

Fig. 20-1. Gráfico publicado em artigo científico acerca dos conteúdos dos vídeos de saúde encontrados no *Youtube*. Fonte: Desai T *et al.* 2013.

para ser mostrado e, se necessário, pausas e efeitos de câmera lenta podem ser inseridos, evitando o retorno de determinada parte para explicações.

Este capítulo tem o objetivo de guiar o leitor neste processo de edição e fornecer informações acerca da captura de vídeos na área de saúde, principalmente nas especialidades cirúrgicas.

CAPTURA DE VÍDEO ORIGINAL

Na área de saúde, vídeos podem ser capturados por dispositivos, como a câmera endoscópica, no caso de procedimentos endoscópicos, ou laparoscópicos, a exemplo da colectomia laparoscópica. O vídeo é armazenado em gravadores digitais de vídeo (DVR – *Digital Video Recording*) e pode ser transferido para discos rígidos externos, como *pendrives* e HDs externos (Fig. 20-2).

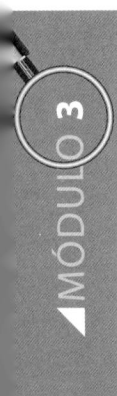

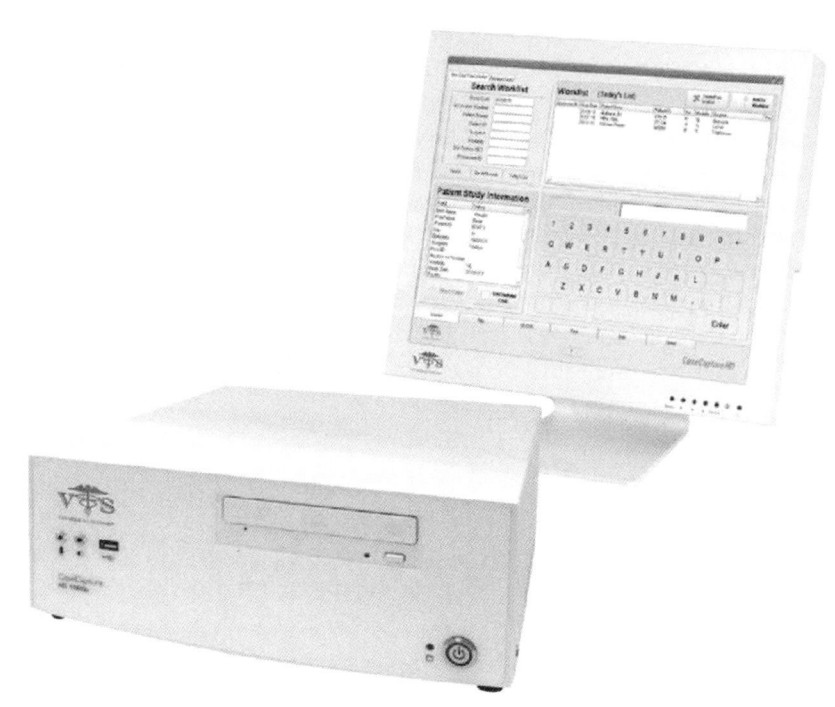

Fig. 20-2. Equipamento usado para captura de vídeos. Fonte: http://www.medicalexpo.com/prod/vts-medical-systems/medical-video-recorders-high-definition-81524-517294.html. (Ver *Prancha* em *Cores*.)

FONTES DE VÍDEOS

Há bibliotecas virtuais de vídeos em saúde na Internet, que constituem bases de dados deste tipo de mídia, à disposição da comunidade científica. O quadro abaixo lista algumas dessas bibliotecas (Quadro 20-1).

Quadro 20-1. Endereço eletrônico de bibliotecas virtuais de vídeos em saúde

Biblioteca de vídeos virtual	Endereço eletrônico
SOBRAVÍDEO (SOBRACIL)	http://www.sobracil.org.br/sobravideo_pesquisa.asp?mn=06
Harvard Medical Library	http://hms.harvard.edu/videos
Stanford Video Library	http://healthlibrary.stanford.edu/videolibrary/index.html
Health Central	http://www.healthcentral.com/videos/
Endoscopic Ultrasound Library (Cook Medical)	https://www.cookmedical.com/esc/feature/echovideos/home/index.html

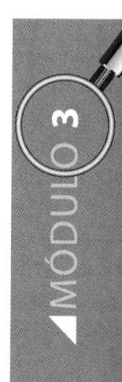

FORMATOS DE VÍDEO

Arquivos de vídeo são habitualmente comprimidos e podem ser salvos em diversos formatos, sendo os mais comuns os do tipo avi, wmv, mov, mp4, mpg e mpeg. Essa compressão pode ser realizada por inúmeros programas codificadores/decodificadores de vídeo e áudio denominados *codecs*, de versões e de desenvolvedores diferentes.

Esta quantidade de variáveis diferentes (formato de vídeo, tipo de *codec* e versão do *codec*) causa problemas de incompatibilidade com certa frequência, não sendo incomum um vídeo funcionar normalmente em um computador e não funcionar em outro. Para reduzir este risco, recomenda-se utilizar programas e *codecs* do tipo padrão, fornecidos pelos próprios sistemas operacionais.

Em suma:

- *Formato de vídeo:* formato/terminação do arquivo de vídeo (.avi,.wmv,.mov etc)
- *Codec do vídeo: software* (programa) utilizado para comprimir o vídeo. São atualizados com frequência, havendo versões diferentes do mesmo *codec*.

O PROGRAMA PARA A EDIÇÃO

Dentre os inúmeros programas disponíveis, destinados à edição de vídeos, o ideal é aquele que cumpre melhor os seguintes requisitos:

- Linguagem simples e clara.
- Acessível ao maior número de usuários possível (baixo custo de obtenção).
- Alta compatibilidade.
- Facilidade de uso.
- Ferramentas básicas de edição.
- Compressão adequada de vídeo e áudio.

O programa que melhor cumpre esses papéis, para os usuários do sistema operacional Windows®, é o **Movie Maker**® (formato de arquivo padrão:. wmv), que pode ter seu *download* realizado gratuitamente, no próprio *site* do programa: http://windows.microsoft.com/pt-pt/windows-live/movie-maker.

Para os usuários do sistema operacional Mac OS X®, o **iMovie**® (formato de arquivo padrão:.mov,.mp4) é o que melhor se enquadra nos pré-requisitos. O fato de acompanhar a compra do produto Apple constitui uma de suas vantagens.

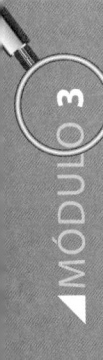

Capítulo 20 ▪ Captura e Edição de Vídeos 133

PRINCÍPIOS BÁSICOS DE EDIÇÃO

Não existe uma regra específica para editar vídeos, o que pode ser feito de diversas maneiras, porém, algumas etapas são fundamentais, como descrito no fluxograma a seguir; Algumas destas são repetitivas e podem ser realizadas em uma ordem diferente da exposta, sem prejuízo para o resultado final (Fig. 20-3).

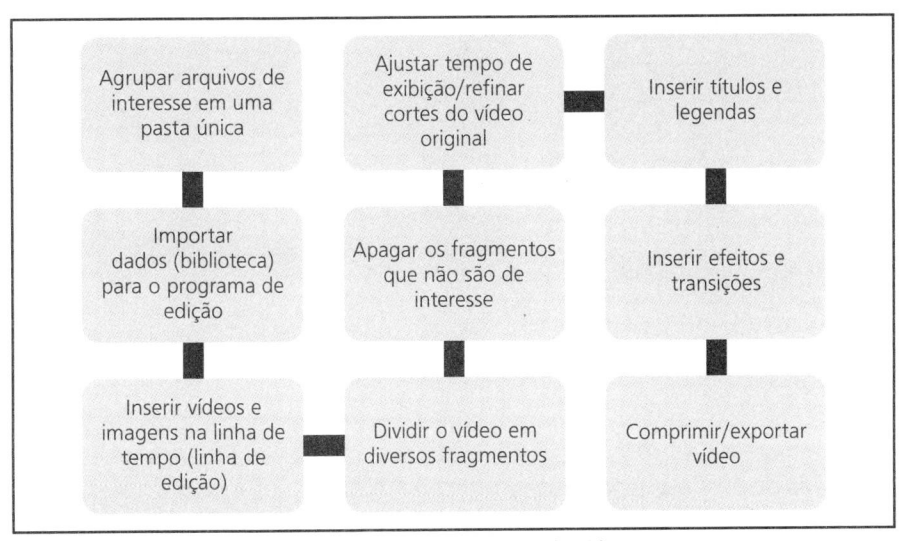

▲ **Fig. 20-3.** Fluxograma com etapas básicas para edição de vídeo.

Exemplo de Edição de Vídeo

Em um vídeo sobre uma colecistectomia videolaparoscópica, onde se tenha o objetivo de discutir sobre a dissecção do pedículo da vesícula, aposição de *clipes* e secção de ducto e artéria cística, esses passos devem ser mostrados com detalhes, e os outros momentos da cirurgia cortados (Fig. 20-4).

Passo a Passo de Como Editar Vídeos no Movie Maker®

Adicionar um Vídeo

- No separador Base, no grupo Iniciar.
- Clicar em Adicionar vídeos e fotografias (Fig. 20-5).
- Manter a tecla Ctrl pressionada enquanto são selecionados os vídeos que serão utilizados.
- Em seguida, clicar em Abrir.
- Cada arquivo de vídeo ou foto adicionada será representado como um rolo de filme sobre a "área de edição ou linha de tempo" (localizada no lado direito da tela), os quais podem ser visualizados por um reprodutor de vídeo de modo contínuo ou quadro a quadro.

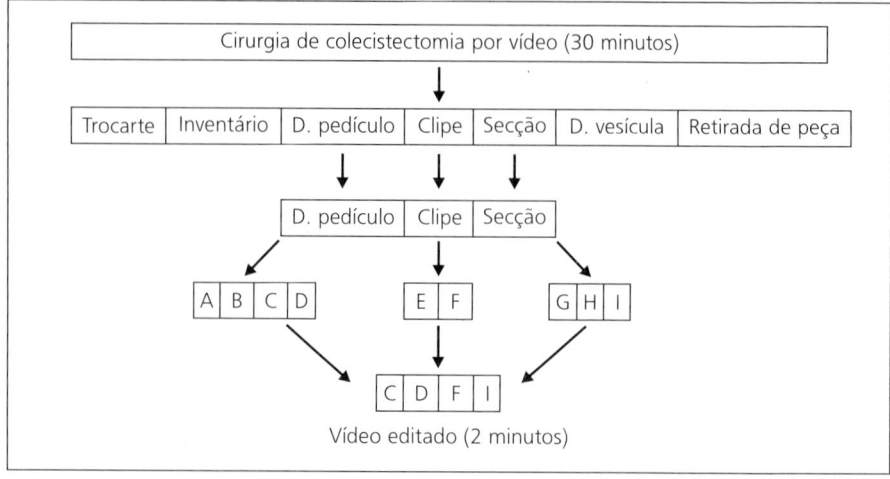

Fig. 20-4. Exemplo de edição de vídeo.

Cortar

Nesta etapa deve-se avaliar o vídeo como um todo e identificar os pontos de maior interesse. Ao identificar estes pontos, devem-se inserir divisões sequenciais de modo a segmentar o mesmo em diversas partes menores. Algumas dessas partes serão mantidas (áreas de interesse, foco do vídeo), e outras apagadas.

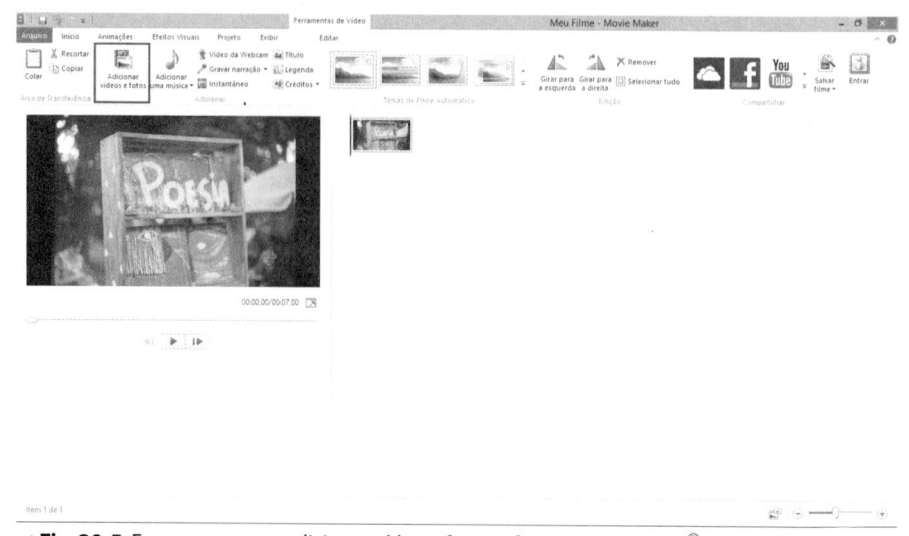

Fig. 20-5. Ferramenta para adicionar vídeo e fotografia no Movie Maker®. (Ver *Prancha* em *Cores*.)

Para cortar o filme de forma a separá-lo em duas partes (em uma desejada na edição final e outra a ser descartada):

- Clicar no vídeo > Arrastar o indicador de reprodução para o ponto pretendido, em que o clipe desejado comece ou deixe de ser reproduzido no seu filme.

Executar uma das seguintes opções:

- Para definir um novo ponto de início: Ferramentas de Vídeo > Grupo Edição (Separador Editar) > Clicar em Definir ponto de início.
- Para definir um novo ponto de fim: Ferramentas de Vídeo > Grupo Edição (Separador Editar) > Clicar em Definir ponto de fim. (Fig. 20-6).

Dividir um Vídeo

É possível dividir o vídeo em dois e prosseguir com a edição, de forma a alterar a ordem original de cada clipe, por exemplo.

Para dividir um vídeo em dois:

- Clicar no vídeo.
- Arrastar o indicador de reprodução para o ponto do vídeo pretendido.
- Clicar em ferramentas de Vídeo.
- Grupo Edição (Separador Editar).
- Clicar em Dividir (Fig. 20-7).

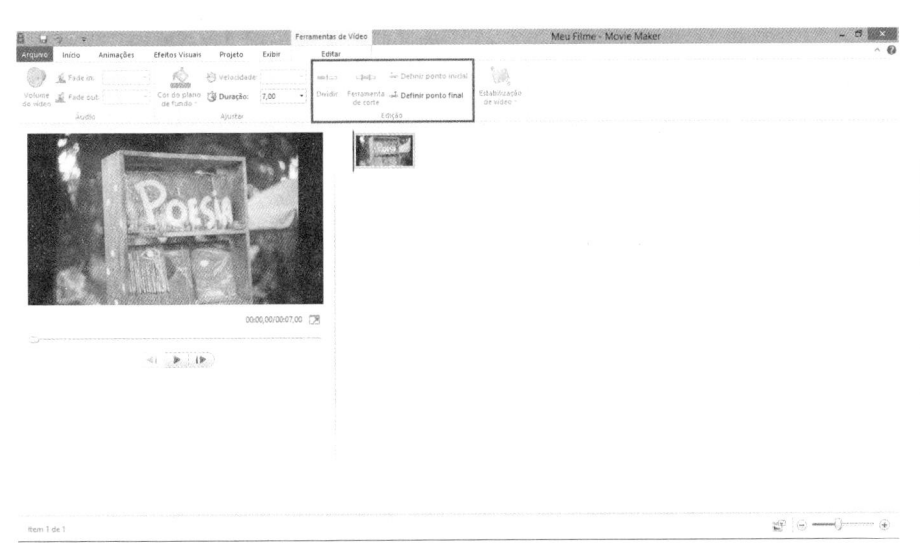

◢ **Fig. 20-6.** Ferramenta para cortar o vídeo. (Ver *Prancha* em *Cores*.)

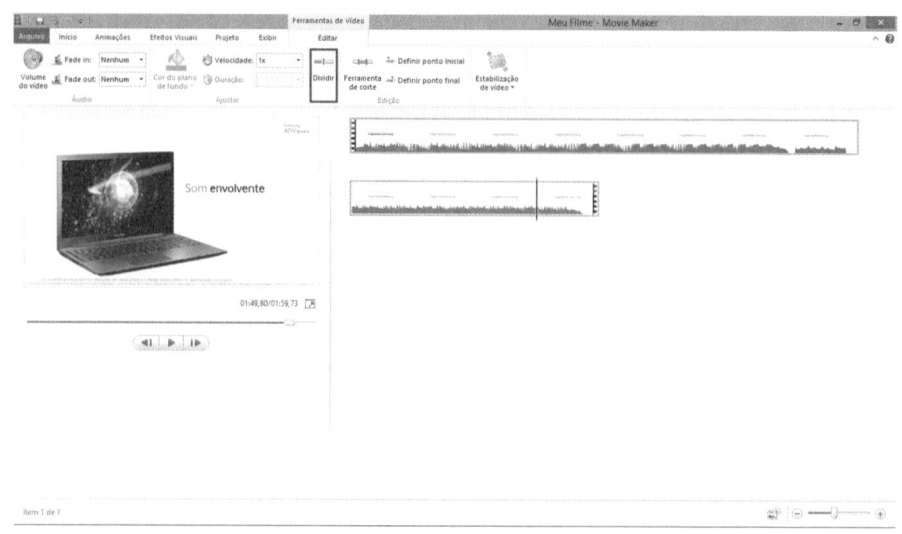

▲ **Fig. 20-7.** Etapa para dividir vídeo. (Ver *Prancha* em *Cores*.)

Acelerar ou Retardar um Vídeo

Para alterar a velocidade do seu vídeo, a fim de acelerá-lo ou retardá-lo (Fig. 20-8):

- Clicar no vídeo.
- Ferramentas de Vídeo.
- Grupo Edição (Separador Editar).

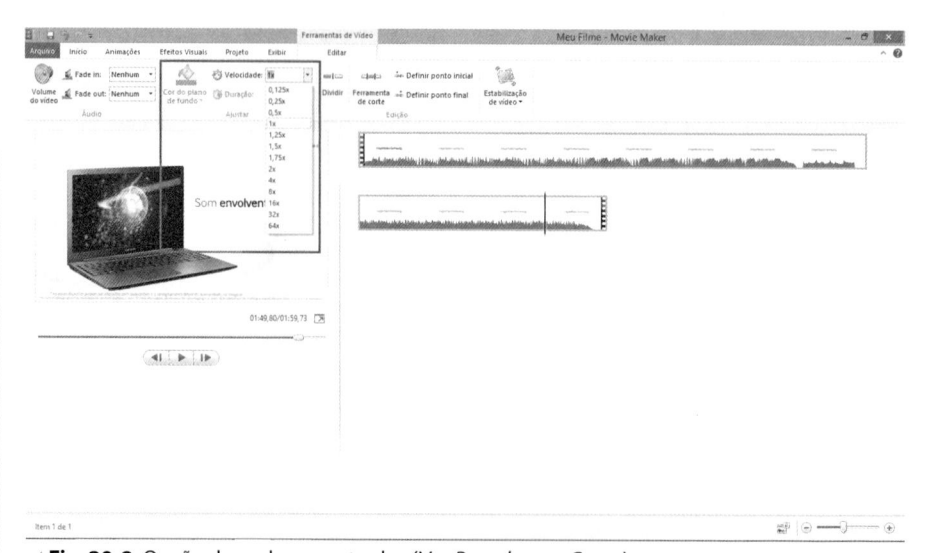

▲ **Fig. 20-8.** Opção de acelerar e retardar. (Ver *Prancha* em *Cores*.)

- Lista de Velocidade.
- Clicar na velocidade desejada.

Passo a Passo de Como Editar Vídeos no Imovie®

Adicionar Mídia (Vídeos, Fotos e Áudio)

Há duas formas de importar arquivos para o iMovie®:

- *No caso de um arquivo salvo no computador:* selecionar arquivo > Manter a tecla Comando (Cmd) pressionada > Arrastar a mídia do Finder diretamente para iMovie®.
- *No caso do arquivo salvo em um disco rígido externo:* clicar na **Janela Importar** > Selecionar o disco rígido > Selecionar vídeos/fotos/áudio desejados (Fig. 20-9).

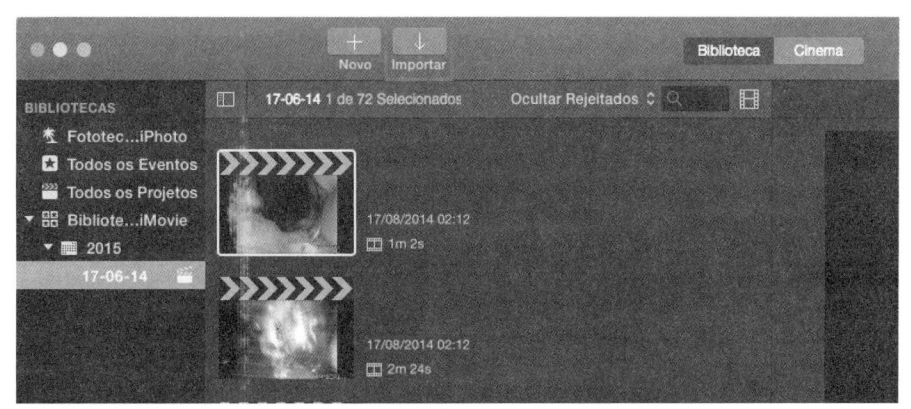

◢ **Fig. 20-9.** Como importar usando o iMovie®. (Ver *Prancha* em *Cores*.)

Ampliar ou Encurtar um Clipe

O iMovie® permite a ampliação ou o encurtamento de clipes de vídeo, diretamente da Linha do Tempo (Fig. 20-10):

- *Ampliar vídeo:* arrastar a extremidade do clipe para longe da sua parte central (para direita ou para a esquerda).
- *Encurtar vídeo:* arrastar a extremidade do clipe em direção à parte central dele (para a esquerda ou para a direita).

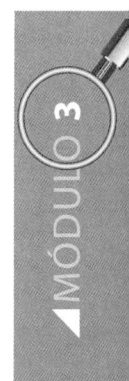

▲ **Fig. 20-10.** Programa na opção ampliar ou encurtar um clipe. (Ver *Prancha* em *Cores*.)

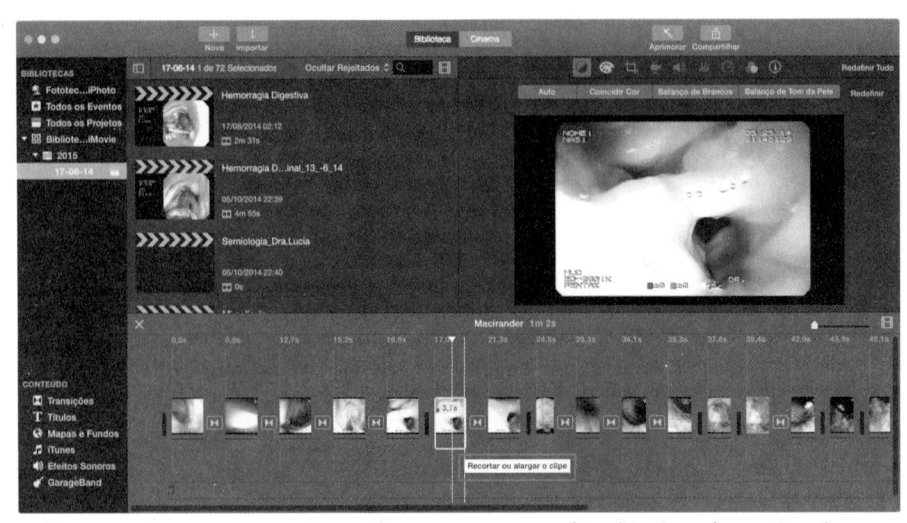

Recortar Clipe

Caso se pretenda adicionar ou remover fotogramas a um clipe, cabe a utilização do recortador de clipes. Para isso, clicar duas vezes sobre o vídeo pretendido e uma completa visualização das partes em uso e em desuso do clipe estará disponível (Fig. 20-11).

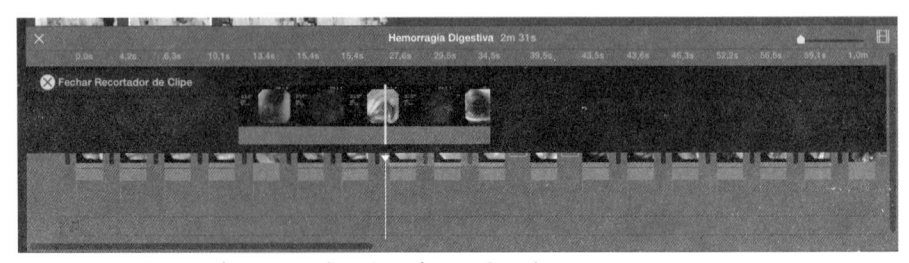

▲ **Fig. 20-11.** Opção de recortar. (Ver *Prancha* em *Cores*.)

Dividir Clipe (Fig. 20-12)

- Selecionar clipe.
- Posicionar o indicador de reprodução no local desejado.
- Modificar (barra de ferramentas).
- Dividir clipe.
- Posicionar o indicador de reprodução sobre o local desejado.
- Pressionar a tecla cmd B.

Capítulo 20 ■ Captura e Edição de Vídeos 139

◢ **Fig. 20-12.** Ferramenta de dividir clipe. (Ver *Prancha* em *Cores*.)

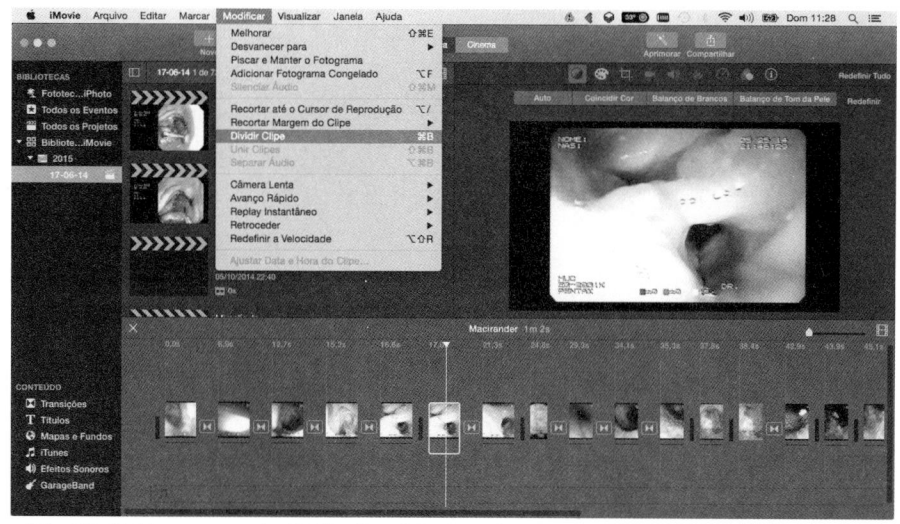

Acelerar ou Retardar a Exibição de um Clipe

- *Para acelerar vídeo:* apertar em Modificar (Barra de Ferramentas) > Apertar na opção Câmera Lenta *(Slow Motion)* (Fig. 20-13) > Escolher a velocidade.
- *Para retardar vídeo:* apertar em Modificar (Barra de Ferramentas) > Apertar na opção Avançar rapidamente *(Fast Forward)* (Fig. 20-14) > Escolher a velocidade.

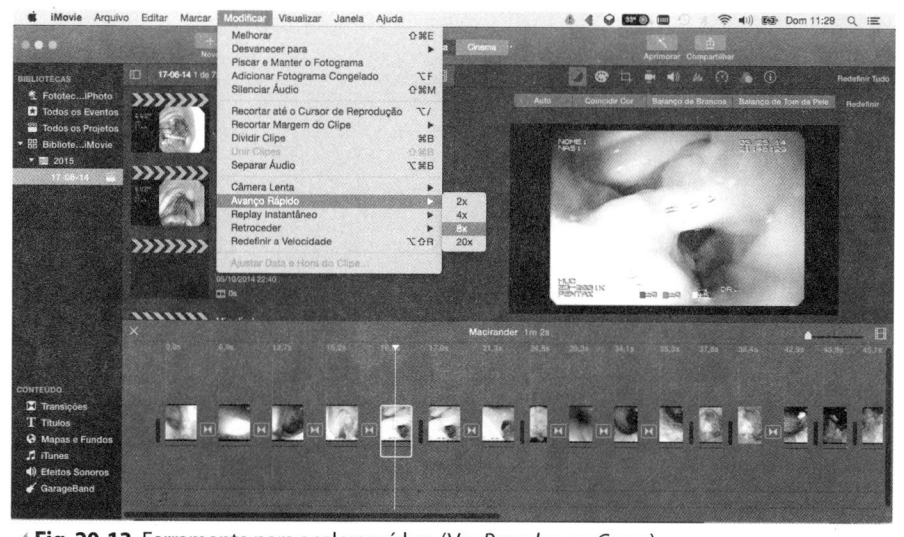

◢ **Fig. 20-13.** Ferramenta para acelerar vídeo. (Ver *Prancha* em *Cores*.)

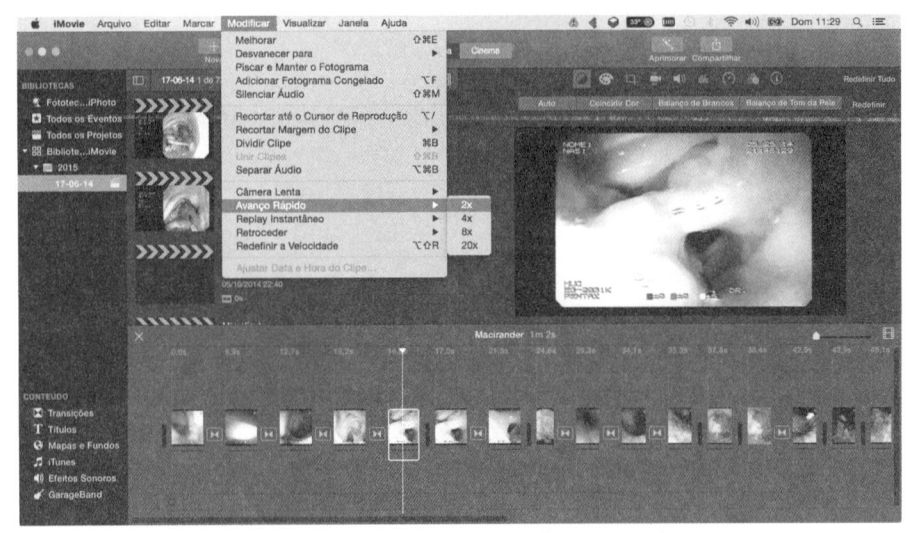

◢ **Fig. 20-14.** Ferramenta para retardar vídeo. (Ver *Prancha* em *Cores*.)

O iMovie® permite acelerar e retardar clipes sem que haja a alteração do tom no áudio. Para isso, realizar o seguinte procedimento:

- Clicar no ícone da tartaruga/coelho sob o clipe de velocidade alterada > Selecionar Preservar Tom.

Salvar e Compartilhar

- *Salvar:* terminada a edição do vídeo, o ideal é salvar o arquivo editado em diferentes formatos, de forma a garantir sua exibição em programas de exibição de vídeos, como o QuickTime Player®, Windows Media Player®, Real Player® etc. Os formatos mais comuns são: .avi, .mov, .mpeg, .mpg, .wmv, .wma.
- *Compartilhar:* ir para o menu compartilhar e escolher a forma de exportar o vídeo desejado; na opção exportar usando QuickTime é possível personalizar melhor o formato de vídeo (dar preferência aos formatos mp4 e filme *quicktime*, se possível). Dentro de um submenu é possível ajustar detalhes, como tipo de compressor e qualidade de compressão.

Dicas de Edição de Vídeos

- No caso de vídeos para submissão a congressos, atenha-se às regras do evento, principalmente quanto à duração e formato de submissão.
- Conheça o público-alvo e forneça as informações necessárias para uma boa compreensão.
- Durante a gravação de vídeos, trabalhe com uma equipe experiente.

- Escolha o paciente certo, obtenha consentimentos – no caso de vídeos cirúrgicos, evite pacientes com potencial de complicação, e não deixe a cirurgia a ser gravada para o último horário do dia.
- Cheque equipamento cirúrgico, tenha *backups*.
- Em vídeos cirúrgicos procure manter o campo limpo – controle sangramentos, limpe luvas, diminua a presença de fumaça e embaçamentos.
- Evite efeitos visuais desnecessários.
- Durante a narração siga um roteiro, seja objetivo, evite silêncios prolongados e ruídos de fundo.
- A música de fundo deve atuar apenas como complemento, não deve ter volume muito alto, não deve atrapalhar a narração.

CONSIDERAÇÕES FINAIS

- O uso de vídeos como recurso midiático tornou-se imprescindível para estudantes e profissionais da área de saúde.
- É necessário a obtenção de consentimento do paciente para divulgação de imagens e vídeos.
- A exposição de vídeos em congressos tem sido bem aceita no meio acadêmico, a fim de elucidar as etapas dos procedimentos médicos e discussão de suas técnicas.
- É fundamental o desenvolvimento de habilidades em edição de vídeos para melhor aproveitamento destes nas diferentes modalidades de apresentação.
- Há várias formas de gravar imagens, sendo necessário escolher o método que melhor se adequa ao seu dia a dia.

BIBLIOGRAFIA

APPLE Inc. Ajuda Imovie para Mac. [Internet] 2013. Citado em: 16 Mar 2014. Disponível em: <http://help.apple.com/imovie/mac/10.0/?lang=pt-br#>

Desai T, Shariff A, Dhingra V et al. Is content really king? An objective analysis of the public's response to medical videos on youtube. *Plos One* 2013;8(12):e82469.

DEV P. Imaging and visualization in medical education. In IEEE Computer Society; Computer Graphics and Applications, IEEE 1999 May/June;19(3):21-31.

MICROSOFT. Movie Maker. Edite seus filmes. [Internet]. Citado em: 16 Mar 2014. Disponível em: <http://windows.microsoft.com/pt-br/windows-live/movie-maker?T1=t3#t1=movies>

SOBRACIL. Sociedade Brasileira de Videocirurgia. Citado em: 07 Mai 2014. Disponível em: <http://www.sobracil.org.br/sobravideo_pesquisa.asp?mn=06>.

Como Elaborar uma Aula

Capítulo 21

Rodrigo Pessoa Cavalcanti Lira ♦ Manoel Galvão Neto ♦ Cinthia Barbosa de Andrade
Lunara Farias de Oliveira Santos ♦ Álvaro Antônio Bandeira Ferraz

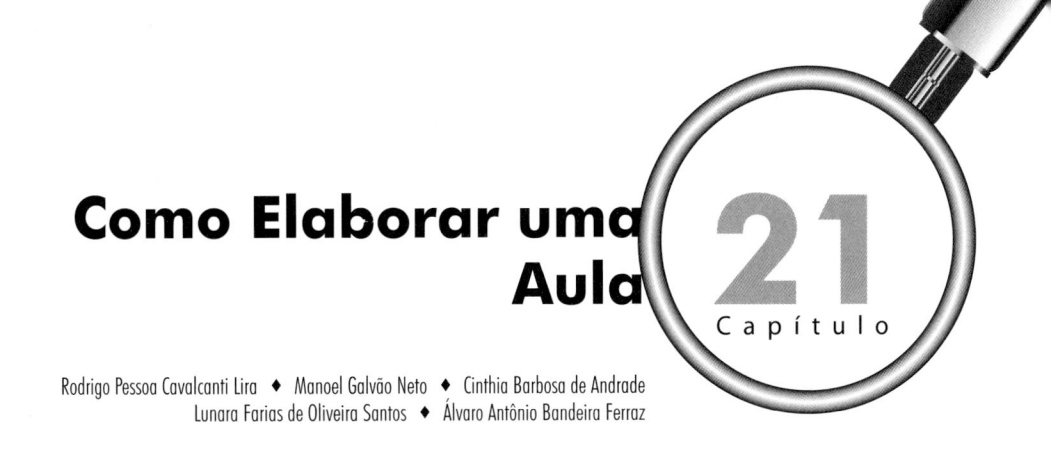

INTRODUÇÃO

Construir e apresentar uma aula exige habilidades e conhecimentos didáticos acumulados desde o início da vida acadêmica em apresentações de seminários, temas livres e pôsteres em eventos, aperfeiçoados de forma contínua com a prática. O desafio do palestrante é desenvolver um tema de forma a despertar o interesse do ouvinte, consolidando a mensagem principal.

Antes da confecção da aula devem ser criadas bases sobre o tema em questão a partir da revisão da literatura, com informações clássicas e atualizadas, seguida do planejamento da apresentação, indicando a linha de raciocínio.

O objetivo deste capítulo é oferecer subsídios para a confecção de uma aula produtiva, possibilitando ao público-alvo a compreensão da informação principal.

PLANEJAMENTO

Esta etapa é essencial para que o apresentador desenvolva a metodologia mais adequada ao grupo destinado. Para que isso aconteça, é necessário preparo do ambiente, seleção de recursos tecnológicos, conceitos e técnicas apropriadas. Dessa forma, ocorrerá melhor transmissão de conhecimento por parte do palestrante e maior aproveitamento dos ouvintes, mantendo em mente a mensagem central a ser difundida.

Deve-se ter sempre em mente qual o público-alvo. Em geral, as informações clássicas devem ser priorizadas, quando o público possui pouco conhecimento específico sobre o tema. Por outro lado, o público mais experiente deve receber principalmente informações mais atualizadas.

O planejamento também inclui a previsão das atividades didáticas pelo apresentador em relação à organização e coordenação dos objetivos propostos, além de envolver a revisão e adequação no decorrer do processo de ensino.

ROTEIRO PARA A CONSTRUÇÃO DE UMA AULA

Plano de Aula

É uma das etapas iniciais, fundamental para o sucesso no processo de ensino-aprendizagem. Pode ser dividido em:

- *Parte informativa:* inclui dados institucionais, pessoais e referentes ao cronograma do evento, contemplando os seguintes aspectos: estabelecimento profissional ou de ensino, departamento, curso, período letivo, disciplina, professor, tema, data, horário e carga horária.
- *Parte pedagógica:*
    - Objetivo geral: representa uma descrição clara do que se pretende alcançar como resultado da aula, acompanhado da razão para a qual as atividades estão sendo desenvolvidas.
    - Objetivos específicos: são proposições referentes às mudanças comportamentais esperadas no público-alvo, descrevendo claramente os resultados educacionais a serem obtidos.

A elaboração dos objetivos exige atenção e cautela, pois estes devem ser reais, claros, atingíveis e capazes de explorar diferentes níveis de aprendizagem, do mais simples ao mais complexo.

Conteúdo Programático

É a descrição de todos os temas previstos para exposição, distribuídos em uma sequência didática. Deve ser estruturado de forma a possibilitar uma evolução dinâmica no processo de aprendizagem e desenvolvimento de habilidades; não deve contemplar apenas teorias e/ou informações técnicas, mas também experiências do instrutor. Embora as atividades sejam previamente estabelecidas, podem ser repensadas no decorrer da execução, de acordo com o ritmo do público receptor.

Procedimentos de Ensino

Descrição de estratégias e/ou recursos a serem utilizados: aula expositiva dialógica (vice-versa), exposição de filme, documentário, clipe, resumos de textos pré-selecionados, mapeamentos, resolução de exercícios, apresentação e discussão de artigos científicos.

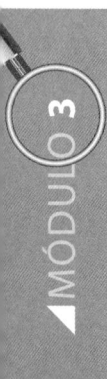

Programação

É imprescindível distribuir e estimar a duração das atividades previstas. A aula deve ser dividida a fim de facilitar a compreensão, convencendo dinamicamente sobre a importância do assunto.

O desenvolvimento de um plano de aula deve seguir uma distribuição padrão, com duração média de 45 minutos, tempo aproximado em que a concentração é mantida. Neste período deve ser apresentado o máximo de três ideias principais, e estas devem ser enfatizadas no início, meio e final da apresentação. As principais etapas de um plano de aula e duração estão descritos no Quadro 21-1.

ETAPAS DE UMA AULA EXPOSITIVA

A tradicional exposição de conteúdo é a forma predominante de ensino, que deve possuir a seguinte divisão para facilitar a compreensão dos conteúdos:

- *Introdução:* importância do tema em questão. O que é e porque se vai abordar o assunto.
- *Preparação:* o que é necessário transmitir, inicialmente, para facilitar a compreensão do tema, por parte do público.
- *Tema:* é a apresentação propriamente dita, que deve abranger em torno de 50% do tempo da exposição.
- *Conclusão:* enfoque/resumo do que foi dito. Enfatizar a principal mensagem transmitida, inserindo o conteúdo contemplado em um contexto amplo.

MATERIAL

Os recursos audiovisuais e mídias-textos funcionam como facilitadores no processo ensino-aprendizagem, pois favorecem o desempenho do apresentador na transmissão de sua mensagem e permite melhor alcance, compreensão e retenção desta por parte dos ouvintes. Os recursos mais comumente utilizados são o projetor multimídia e o retroprojetor pela praticidade.

Quadro 21-1. Principais etapas de um plano de aula e duração

Atividade	Tempo	Recurso mais comum
Objetivos e introdução	–	Linguagem didática e data show
Desenvolvimento do tema	–	Linguagem didática e data show
Relato de situações reais	–	Linguagem didática e data show
Resumo	–	Linguagem didática e data show
Total	**50 a 60 min**	

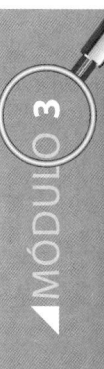

O *Microsoft Office Powerpoint*® se tornou o programa padrão na elaboração de slides ou painéis, pois permite exibição de diagramas, gráficos, fluxogramas, som, imagens e vídeos, tornando a aula atrativa e dinâmica (ver Capítulo *Como Fazer uma Apresentação em PowerPoint*).

INTERAÇÃO DOCENTE-ALUNO

Concluído o processo de elaboração dos slides, o próximo passo é certificar-se do domínio, do modo geral, do tema a ser abordado, listar exemplos concretos e atividades práticas que serão demonstrados e ter em mente tarefas de aprendizagem em que o tema abordado esteja envolvido em situações particulares.

O instrumento de cooperação entre o apresentador e ouvinte é enriquecedor, assim, é importante estimular o caráter participativo e questionador do público; este instrumento de cooperação beneficiará ambos durante a transmissão do conteúdo técnico. A aprendizagem se consolida melhor se forem criadas situações de interlocução, diálogo entre professor e alunos, e entre os alunos, em que os últimos tenham chance de debater os conceitos.

CONSIDERAÇÕES FINAIS

- Construir uma aula exige conhecimentos e habilidades didáticas.
- Antes de iniciar a elaboração de uma aula, é necessário realizar uma revisão da literatura, buscando um equilíbrio entre as informações clássicas e atualizadas.
- As informações obtidas devem ser adequadas e adaptadas ao público-alvo.
- O plano de aula é fundamental para o sucesso no processo de ensino-aprendizagem.
- O docente deve incluir dados e imagens de sua experiência.
- Se conveniente, devem ser adicionadas informações práticas, permitindo maior interação com o público.
- O domínio do tema e o preparo do apresentador são fundamentais para uma aula de qualidade.

BIBLIOGRAFIA

Alves, C. *A arte de falar bem*. 1ª ed., São Paulo: Vozes, 2005.

Castro PAPP, Tucunduva CC, Arns EM. A importância do planejamento das aulas para a organização do trabalho do professor em sua prática docente. Athena: *Revista Científica de Educação* 2008 Jun;10(10).

D'Ippolito G. Como preparar uma aula. Arquivo em PDF. Faculdade de Ciências Médicas da Universidade Federal de São Paulo, 2008. Citado em: 23 Mar 2014. Disponível em: <http://ddi.unifesp.br/media/uploads/abdome/aulas/como_preparar_uma_aula_2008.pdf>

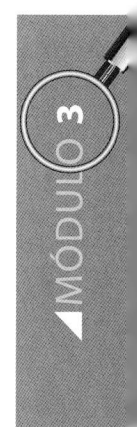

Equipe do Portal do Professor. Dicas para elaboração de aula. Arquivo em PDF. Brasília, Distrito Federal. Secretaria da Educação, Ministério da Educação, 2012. Disponível em: http://portaldoprofessor.mec.gov.br/pdf/dicas_producao_aulas.pdf. Citado em: 23 Mar 2014.

Hatje VAF. Como preparar uma boa apresentação científica. *Revista ETC* 2009. p. 29-33.

Libaneo JC. *Didática. Coleção Magistério 2º grau. Série Formação do Professor.* São Paulo: Cortez, 1994.

Oliveira MA. Plano de aula: alguns pressupostos. Arquivo em PDF. Universidade Estadual de Londrina. 2009. Citado em: 23 Mar 2014. Disponível em: <http://www.uel.br/pessoal/moises/Arquivos/planodeaulaviaaluno.pdf>

Romani LAS. Como se preparar para uma apresentação de sucesso. Arquivo em PDF. SBC HORIZONTES, 2010. Citado em: 26 Jun 2014. Disponível em: <http://www.infoteca.cnptia.embrapa.br/bitstream/doc/907156/1/preparar.pdf>

Romani LAS. Como tornar sua apresentação atrativa e interessante. Arquivo em PDF. SBC HORIZONTES. 2009. Citado em: 26 Jun 2014. Disponível em: http://www.infoteca.cnptia.embrapa.br/bitstream/doc/907142/1/apresentacao.pdf.

Toniazzo NA. Didática. A teoria e a prática na educação. FAMPER. 2006. Citado em: 15 Mai 2014. Disponível em: <http://www.famper.com.br/download/pdf/neoremi_06.pdf>

Como Apresentar uma Aula de Maneira Eficaz

Capítulo 22

Manoel Galvão Neto ♦ Cinthia Barbosa de Andrade ♦ Cecília Gonçalves Bezerra
Helaine Cibelle Tolentino de Souza ♦ Rodrigo Pessoa Cavalcanti Lira

INTRODUÇÃO

A exposição de um tema para um determinado público pode gerar alteração psicológica e insegurança, principalmente quando se trata de um apresentador pouco experiente. Isto pode ocorrer com um estudante de graduação, por exemplo, que se depara com alguns desafios, como: aprendizagem, adaptação, relação aluno-professor, apresentação de seminários, aulas expositivas e participações em congressos.

Estas situações podem ser equilibradas e controladas por meio de preparo e treinamento adequados para se enfrentar o público, resultando no sucesso, que é medido pela capacidade do apresentador em transmitir a maior quantidade de informação, de maneira didática e menos cansativa possível, com foco no aprendizado e não no ensino.

Este capítulo tem como objetivo demonstrar as principais técnicas que tornam uma apresentação oral eficaz.

FERRAMENTAS NECESSÁRIAS ANTES DA APRESENTAÇÃO

- *Domínio do conteúdo:* inicialmente, o tema deve ser delimitado e bem estudado por adequada leitura, com exploração do texto e coleta de informações; o conteúdo é a principal ferramenta para uma apresentação eficaz, cujo domínio resulta no aumento da segurança do palestrante.
- *Público-alvo:* é fundamental o conhecimento prévio da audiência, um dos fatores determinantes para a escolha do formato mais adequado de apresentação.
- *Divisão do tema:* habitualmente, cada parte que foi dividida é de fácil reconhecimento e torna a aula fluida e coesa.

Em geral, são criados cinco tópicos:

1. **Introdução:** neste momento inicial, o apresentador deve mostrar-se de maneira confiante, visando à conquista do ouvinte, além de expor a ideia principal de forma curta e simples para facilitar a compreensão de todos. A plateia precisa ser convencida da importância do tema.
2. **Preparação:** geralmente, uma parte variável da plateia já conhece o tema, mas os demais ouvintes ainda não tiveram esta oportunidade e precisam de ajuda para aumentar a capacidade de compreensão. Assim, a linha de raciocínio deve ser exposta e bem utilizada para desenvolver o tema, sendo apontados os objetivos que o palestrante pretende atingir.
3. **Desenvolvimento do tema:** no tempo disponível, as ideias mais importantes devem ser compiladas e inseridas em um contexto mais amplo.
4. **Conclusão:** esta etapa deve ser breve, com mensagens curtas que demonstrem e interpretem os resultados encontrados, que devem ser confrontados com os objetivos descritos no início da aula.
5. **Finalização:** representa o resumo da mensagem que o ouvinte deve levar para casa, podendo fazer referência à importância social do tema.

OUTRAS FERRAMENTAS ESSENCIAIS

Deve-se dar ênfase à ideia central, com clareza, objetividade e cumprimento do tempo disponível; O treinamento adequado é fundamental para se alcançar este estágio avançado de apresentação.

Ao contrário de um texto, a apresentação oral não permite ao ouvinte voltar à página para retomar uma informação. Portanto, quando definir a ordem da aula, é importante colocar pontos de retomada para enfatizar a ideia principal. O assunto deve ser mostrado de forma clara e objetiva, seguindo os limites de tempo disponíveis. Além disso, o treino da apresentação é importante para adquirir voz e atitude corporal adequadas.

No Dia da Apresentação

- *Horário de chegada:* é importante chegar com antecedência para avaliar a adequação da sala de aula, verificar a limpeza, iluminação e testar os aparelhos a serem usados. Também pode ser útil ter em mente uma ou duas frases para iniciar a apresentação; isto permite que o palestrante concentre-se na mensagem a ser transmitida, sem a preocupação da escolha das palavras iniciais. Em caso de tensão, usar alguma técnica de relaxamento pouco antes do início da aula.
  Ex.: Sentar-se confortavelmente e fechar os olhos durante alguns minutos ou fazer exercícios de respiração.
- *Recurso multimídia e tecnologia:* atualmente, estes recursos são usados pela maioria dos apresentadores, devendo este se preparar para o manuseio

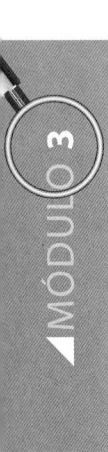

dos equipamentos. Para minimizar contratempos, prepare *backups* e se assegure que os sistemas operacionais são compatíveis. Deve-se ainda observar a disposição dos lugares e se há um pódio ou tribuna à frente do público.
- *Aparência e vestuário:* é natural preocupar-se com a aparência pessoal, mas o uso de roupa de festa, sapato alto, penteado diferente não são adequados para aquele ambiente. Assim, deve-se optar pelo conforto e fortalecimento da identidade pessoal, usando roupa limpa, bem passada e de cor neutra. A aula deve chamar a atenção pelo conteúdo e não pelo exagero do traje. A postura ereta melhora a aparência e torna o som da voz mais audível.
- *Direcionamento visual:* o apresentador deve estabelecer contato visual em diversas direções na sala de aula, como se estivesse falando para cada aluno em particular. Todavia, deve-se evitar a fixação do olhar durante muito tempo para a mesma direção ou para um aluno específico, o que pode causar constrangimento. O contato visual ajuda a perceber o grau de compreensão da plateia, o que facilita o controle da dinâmica da aula.
- *Tom de voz:* deve-se evitar o mesmo tom de voz, sendo necessário dar ênfase em algum ponto. A voz deve ser espontânea e não uma leitura de algo que está escrito. As últimas palavras ou sílabas pronunciadas devem ter a mesma clareza que as iniciais, e o volume deve ser um pouco mais elevado. Todavia, o som deve ser continuamente alto o suficiente para ser ouvido por toda a plateia.

Evitar o uso de pausas e sons como: *"a - a - a - a - a - a" "oh - oh - oh – oh" "tá?/ok?/certo?/né?/gente" "E daí... E daí...".* Isto pode causar a impressão de insegurança ou despreparo; o vocabulário empregado deve ser adequado ao público, evitando-se gírias e neologismos. Se for muito necessária, pode ser realizada a leitura de um texto para complementar o que está sendo exposto, devendo cada parágrafo terminar com o apresentador olhando para o público.
- *Movimentação corporal:* é necessária para enfatizar a mensagem, mas não se podem cometer exageros. No início, a posição mais adequada é no centro da sala e, em seguida, os movimentos são progressivamente mais espontâneos. Deve-se evitar a posição de costas para a plateia, além de se evitar movimentos excessivos com as mãos ou com qualquer outro objeto que possa causar ruídos, como chaves ou canetas.
- *Duração da aula:* as aulas devem ser iniciadas pontualmente no horário pré-estabelecido, sendo monitorado rigorosamente o tempo planejado para cada etapa da apresentação. É imprescindível procurar com antecedência algum membro da comissão organizadora do evento para mais informações. Assim, o controle do tempo na distribuição do conteúdo da aula e o intervalo poderão ser respeitados (Quadro 22-1).

Quadro 22-1. Tempo médio de duração da exposição oral em diferentes modalidades

Modalidade	Intervalo de tempo médio
Mesa Redonda	15 minutos
Vídeo	7 minutos mais 3 minutos para discussão
Sessão Oral	15 minutos
Aula	60 minutos

- *Perguntas e respostas:* neste momento, deve-se optar por uma linguagem simples, usando elementos já conhecidos pelo grupo. Se houver dúvidas ou se o apresentador não souber a resposta precisa, avisar ao grupo que esta informação será enviada posteriormente.

  O apresentador pode estruturar perguntas, que serão direcionadas para estimular a participação e o raciocínio rápido de todo grupo. Devem ser formuladas perguntas relativamente fáceis, além de evitar perguntas direcionadas a um aluno, principalmente se a plateia não for bem conhecida, pois isto pode deixar o estudante apreensivo (Quadro 22-2).

Quadro 22-2. Dicas de apresentação

Falar de forma espontânea, não decorar a apresentação
Evitar simplesmente ler o texto
Ao utilizar recursos audiovisuais, não ficar "preso" à projeção
Não sentar e nem se apoiar em objetos durante a apresentação, a não ser que faça parte da apresentação
Expor o conteúdo de forma clara e objetiva, minimizando a quantidade de informações escritas em cada *slide* e evitando figuras complexas que exijam muita atenção da plateia
Muita cautela ao usar termos coloquiais que denotem intimidade com o púbico

CONSIDERAÇÕES FINAIS

- É importante que o palestrante explique os conceitos complexos de forma clara e simples.
- As ferramentas necessárias para uma apresentação de qualidade são: ter domínio do conteúdo, ter informações sobre o público-alvo, introdução, desenvolvimento do tema e conclusão, além de outros domínios essenciais.
- Ter cuidado com aparência para não haver exageros; o tom de voz também deve ser treinado.

- Assistir outras aulas, independente do assunto, observar não só o conteúdo, mas, principalmente, a forma como a mesma é exposta.
- Com experiência e aprendizagem, a prática de apresentação se torna mais espontânea e segura.

BIBLIOGRAFIA

Andrade MAA. Guia de apresentação de Seminários com Recursos do Microsoft Power Point. Universidade Federal de Pelotas, Arquivo PDF, 2010. Citado em: 18 Mar 2014. Disponível em: <http://wp.ufpel.edu.br/seminariozootecnia/files/2011/06/Semin%C3%A1rios_powerpoint.pdf>

Cabaretta Jr V, Brito CAF. Bases introdutórias de iniciação científica em saúde na escolha do método científico. *Revista Brasileira de Ciências da Saúde* 2011 Set.;9(29):64-72.

Gonsalves EP. *Conversas sobre iniciação à pesquisa científica*. Campinas: Alínea, 2012.

Mendes FB. *Iniciação científica para jovens pesquisadores*. Porto Alegre: Autonomia, 2012.

Oliveira MA, Duarte AMM. Controle de respostas em universitários em exposições orais. *Revista Brasileira de Terapia Comportamental e Cognitiva* 2004;6(2):183-99.

Vilela Jr GB. Como preparar um seminário. Ponta Grossa: Universidade Estadual de Ponta Grossa, Arquivo PDF, 2008. Citado em: 18 Mar 2014. Disponível em: <http://www.cpaqv.org/metodologia/aula09.pdf>

Como Montar uma Apresentação em *PowerPoint*

Capítulo 23

Rodrigo Pessoa Cavalcanti Lira ♦ Helga Wahnon Alhinho ♦ Fernanda Barbosa de Andrade
Jhullyany Santos Duarte ♦ Amador García Ruiz Gordejuela

INTRODUÇÃO

O Microsoft *PowerPoint*® é um dos programas de computador mais utilizados para a elaboração de apresentações em formato de slides, apesar da existência de outros softwares semelhantes para este fim.

Apresenta linguagem simples, sendo de fácil manuseio pelo usuário, além de disponibilizar o acesso na internet a partir de dispositivos, como *tablets* e *smartphones*.

O *site* oficial da Microsoft possibilita o *download* desse *software*, com autorização para o uso gratuito durante 30 dias, sendo também possível a compra para aquisição permanente no *link*: http://office.microsoft.com.

Este capítulo objetiva demonstrar o processo de criação de uma apresentação em *PowerPoint*, de maneira didática e prática, através de técnicas passo a passo das principais funcionalidades desse programa, além de sugestões para construção de um *slide* de qualidade.

O QUE É IMPRESCINDÍVEL SABER ANTES DE INICIAR A ELABORAÇÃO DOS *SLIDES* EM *POWERPOINT*

Elaboração

Elaborar uma apresentação em *slides* exige capacidade de manipular o programa, criatividade e bom-senso. Após essa familiarização é importante saber que o recurso nunca deve se sobrepor ao palestrante, por isso, deve-se prezar pela clareza e simplicidade do material usado, visto que o exagero pode comprometer a qualidade da aula.

Em decorrência disso é essencial conhecer as vantagens e limitações de cada método, a fim de explorá-los da melhor forma e no momento mais adequado. Seguem recomendações consensuais:

Características de um *Slide* de Qualidade

- Não apresentar mais de 7 palavras por linha e 5 ou 7 linhas por *slide*.
- As fontes mais recomendadas são Verdana e Arial, pois possibilitam uma boa visualização em qualquer auditório. Estas podem estar entre os tamanhos 20 e 28 para o texto e 34 a 44 para os títulos.
- Utilizar o mínimo possível de texto, o ideal é que não ultrapasse cinco linhas, sendo preferível o uso de tópicos e frases curtas; O texto deverá contemplar os conceitos gerais básicos que darão suporte ao conteúdo, onde devem ser priorizados os verbos no infinitivo.
- Preferir o uso de imagens ou vídeos, a fim de ilustrar e facilitar a compreensão, mas deve-se evitar o uso de animações fora do contexto, o que pode causar distração ao público.
- Não deve ser usado por mais de 1 hora consecutiva, pois exige ambiente de penumbra e causa sonolência, portanto, estabelecer o tempo de 1 a 2 minutos para cada *slide* e programar toda a apresentação.
- Para evitar contratempos, ter em mãos uma cópia do arquivo em outros dispositivos e/ou na internet.
- Ter cuidado com certas imagens que frequentemente são quase indecifráveis (eletrocardiogramas, EEG, algumas radiografias etc.).

Uso de Tabelas e Gráficos

Devem ser claros e, sempre que possível, as tabelas não devem ter mais de quatro colunas e sete filas; cinco ou seis colunas é o número ideal para a construção de gráficos.

A fatia maior do gráfico de pizza deve ficar às 12 horas e as seguintes, por ordem de tamanho, seguindo o sentido horário. Coloque as porcentagens dentro do gráfico e a legenda na parte de fora. Tratando-se de gráficos com linhas, não use mais de quatro linhas por instrumento (o contrário pode acabar numa incompreensível rede de linhas).

Cores

Optar por cores que ofereçam bom contraste. Alternativas seguras são: fundos claros (branco, bege e cinza claro) e letras escuras (preto, azul-marinho ou bordô). Limitar-se a três cores e evitar letras amarelas e vermelhas, pois tendem a dificultar a leitura.

Não abuse do vermelho: resulta excessivamente agressivo e não consegue muita definição. Evite, sobretudo, o uso combinado do vermelho com o verde (ex.: como fundo e texto), pois entre 3 e 8% da população é daltônica, o que pode trazer prejuízo à leitura.

Projeção em Paralelo

Este tipo de projeção que está sendo utilizado frequentemente não é uma técnica para mostrar o dobro da informação na mesma unidade de tempo; os *slides* que se apresentam em paralelo devem ser complementares, e as duas imagens constituirem uma unidade informativa.

A projeção em paralelo de *slides* não funcionará quando:

- Apresentar ideias ou conceitos independentes e/ou diferentes.
- Obrigar os ouvintes a ler/ver uma informação, quando o apresentador estiver falando de outra.

A projeção em paralelo pode funcionar bem quando adaptada corretamente (Quadro 23-1).

Quadro 23-1. Exemplos de como adaptar corretamente a projeção em paralelo

Uma lista...	COM...	Uns exemplos
Uns fatos...	COM...	Comentários dos fatos
Dados numa tabela...	COM...	Os mesmos dados num gráfico
Radiografia "Pré-"...	COM...	Radiografia "pós-"
Foto da cirurgia...	COM...	Desenho da foto
Foto da peça operatória...	COM...	Histologia da peça operatória
Texto em língua "A"...	COM...	Texto em língua "B"

Dicas para Confeccionar um *Slide* Padrão

Tais dicas estão relacionadas no Quadro 23-2.

Quadro 23-2. Dicas para confeccionar um *slide* padrão

Orientação, preferivelmente, na horizontal
Contemplar uma só questão
Máximo de 5 a 7 linhas de texto por *slide* (incluindo o título)
Não usar mais de 7 palavras por linha
Ser legível
Não incluir mais de 5-6 colunas ou gráficos de pizzas
Em gráfico de linhas, não incluir mais de 4 linhas
Não inserir tabela com mais de 4 colunas e 7 linhas

Dicas de como os Slides não Devem Ser

- Abundantes de informações ou apresentar só o necessário e nada mais. Uma crítica frequente entre os ouvintes de conferências médicas são os *slides* muito numerosos.
- Construídos rapidamente.
- Com muitas informações (não será lido pela plateia e somente o apresentador entende o conteúdo). Entre outras coisas, quanto mais texto incluir no *slide*, mais difícil será a leitura.

Atualmente, parece quase que obrigatório intercalar alguns slides engraçados, paisagens espetaculares ou qualquer dado não científico, tentando quebrar uma suposta monotonia. Porém, isto muitas vezes pode prejudicar e enfraquecer uma apresentação.

Frente à decisão de se usar este método, pelo menos, duas devem ser cumpridas:

- A piada ou *slide* "não científico" deve estar relacionado com o tema ou ideia que se expõe (o que não é fácil de encontrar).
- O relator não pode continuar com sua exposição, enquanto o auditório está lendo a piada ou contemplando a paisagem; a pausa e o comentário são obrigatórios.

☛ **Dica:** não tendo habilidade para contar piadas, não utilize esta técnica na sua exposição.

PASSO A PASSO PARA ELABORAÇÃO DA APRESENTAÇÃO NO PROGRAMA

Após estar informado desses detalhes, pode-se iniciar a elaboração da apresentação no programa, conforme o seguinte passo a passo:

Adicionar um Tema

O tema é um *design* de *slide* que contém combinações de cores e efeitos especiais, como sombras, reflexos entre outros. Ao abrir o *PowerPoint*, surgem algumas opções de temas internos (**Fig. 23-1**).

Pode-se:

- Escolher um tema.
- Selecionar uma variação de cor e clicar em "criar".
- Outra opção, é apenas clicar em criar.

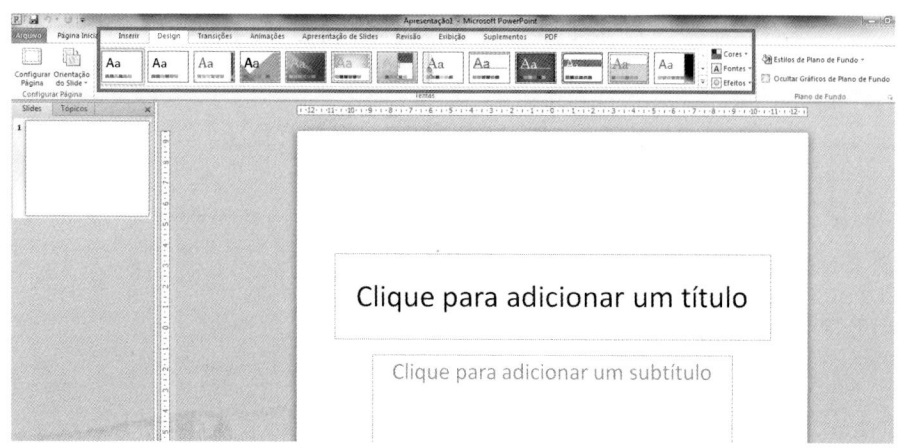

Capítulo 23 ▪ Como Montar uma Apresentação em *PowerPoint*   159

◢ **Fig. 23-1.** Ferramentas de como adicionar o *design* no *PowerPoint*. (Ver *Prancha* em *Cores*.)

Inserir Novo *Slide*

Na guia Página Inicial, clicar em Novo *Slide* e selecionar um *layout* de *slide* (Fig. 23-2).

Adicionar Texto

Clicar no espaço reservado para texto e digitar ou colar um texto transferido de outro programa, que habitualmente é um editor de texto (Fig. 23-3).

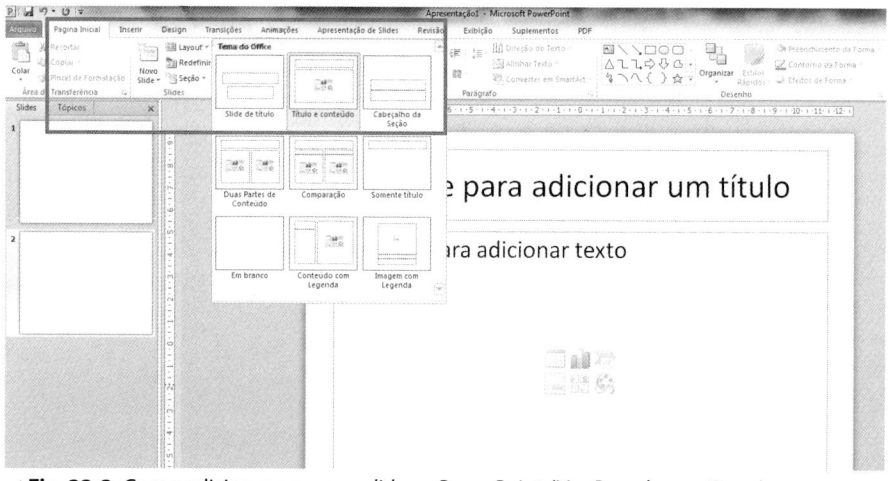

◢ **Fig. 23-2.** Como adicionar um novo *slide* no *PowerPoint*. (Ver *Prancha* em *Cores*.)

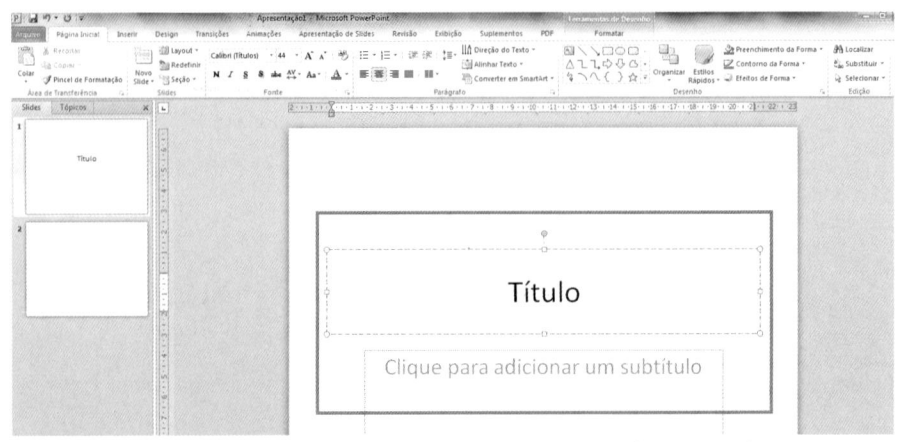

Fig. 23-3. Espaço reservado para texto no *PowerPoint*. (Ver *Prancha* em *Cores*.)

Formatar Texto

- Selecionar o texto.
- Em Ferramentas de Desenho, clicar em Formatar, seguindo um dos procedimentos abaixo:
    - Clicar em Preenchimento de Texto e escolher uma cor (altera a cor das palavras).
    - Clicar em Contorno do Texto e escolher uma cor (altera a cor de contorno do texto).
    - Clicar em Efeitos de Texto e escolher o efeito desejado. Isto aplica sombra, reflexo, brilho, bisel, rotação 3D ou uma transformação (Fig. 23-4).

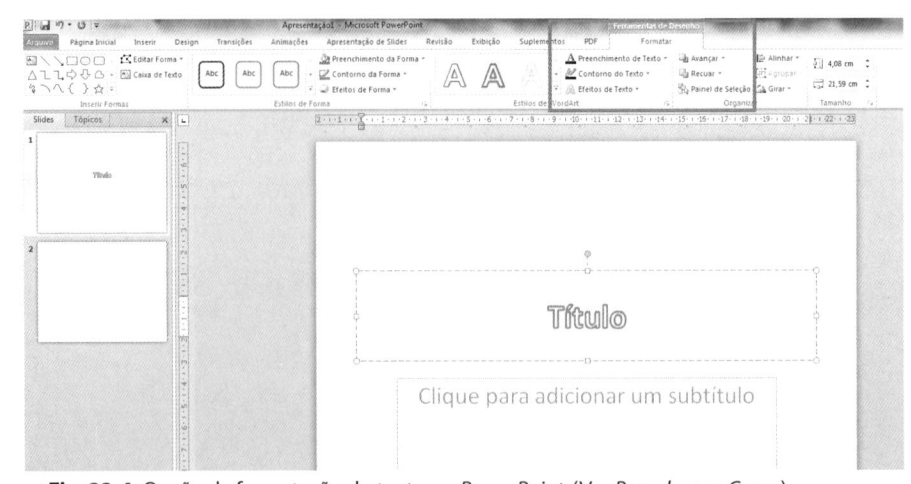

Fig. 23-4. Opção de formatação do texto no *PowerPoint*. (Ver *Prancha* em *Cores*.)

Adicionar Imagens

Na guia Inserir, deve-se clicar em Imagens em meu computador, procurar o arquivo da imagem nas pastas e clicar em inserir (Fig. 23-5). Manobra semelhante deve ser realizada para adicionar vídeo, gráfico ou tabela.

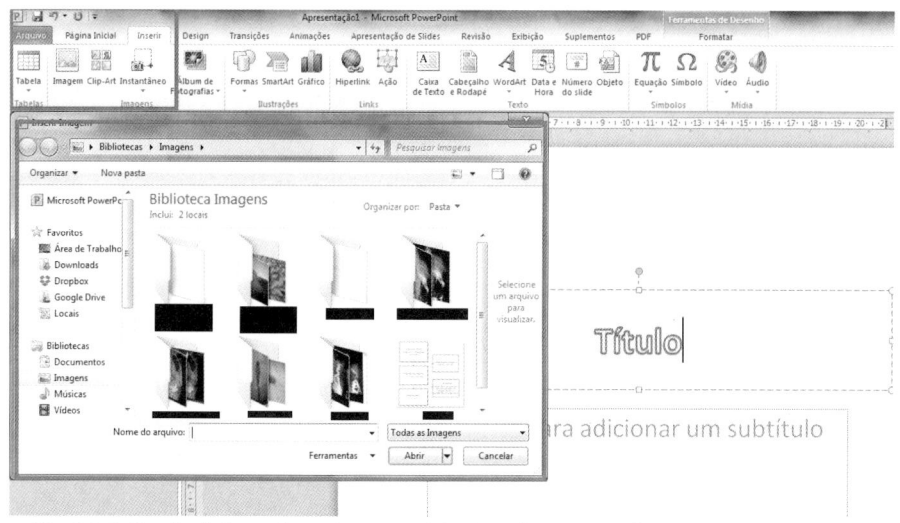

◢ **Fig. 23-5.** Opção de inserção de imagens. (Ver *Prancha* em *Cores*.)

Adicionar Anotações ao Orador

Há um espaço abaixo de cada *slide,* que é reservado para anotações, as quais serão visualizadas apenas pelo orador durante a apresentação, principalmente, quando é utilizado o formato *presenter view* ao clicar em *slide show* (ver detalhes no capítulo de como apresentar uma aula).

Para uma melhor apresentação, não é aconselhável inserir informações em excesso. Assim, neste espaço devem-se anotar apenas dados essenciais, preferencialmente em forma de tópicos, para evitar que o orador faça uma simples leitura do texto.

- Clicar em Anotações: abrir o painel de anotações, na parte inferior da janela (Fig. 23-6).
- Clicar no painel de Anotações abaixo do *slide* e digitar o texto.

Fazer a Apresentação

Na guia de Apresentação de Slides, pode-se escolher uma das alternativas:

- Clicar em Do Começo: iniciando a apresentação no primeiro *slide*, no grupo Iniciar Apresentação de *Slides* (Fig. 23-7).

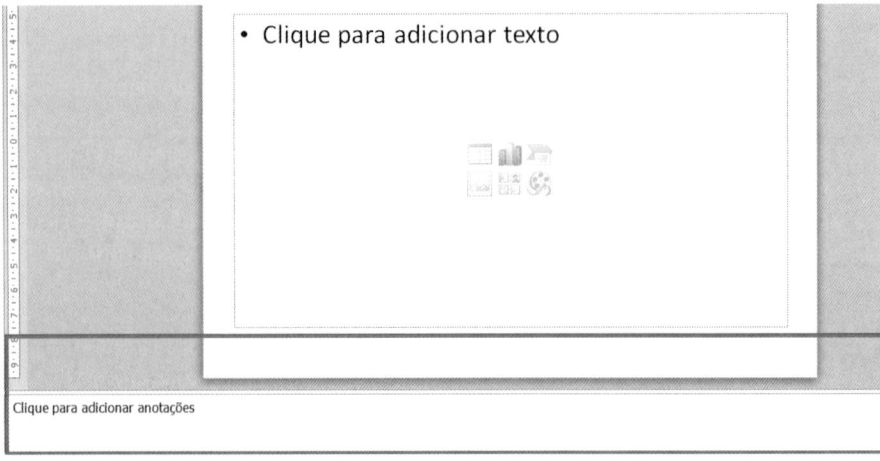

Fig. 23-6. Espaço para anotações no programa *PowerPoint*. (Ver *Prancha* em *Cores*.)

- Clicar em Do *Slide* Atual: começando a apresentação do ponto onde está, mesmo se não estiver no primeiro *slide*.
- Clicar em Apresentar *Online*: isto configurará uma apresentação pela web, caso seja necessária uma apresentação para pessoas em outro local.

No modo *online* pode-se escolher uma das seguintes alternativas:

- Apresentar *online*, usando o *Office Presentation Service* ou
- Iniciar uma apresentação *online* no *PowerPoint*, usando o *Lync*.

Para sair da exibição de Apresentação de *Slides* a qualquer momento, deve pressionar Esc no teclado.

Após o término da elaboração dos *slides*, é necessário salvar seu trabalho, conforme descrito adiante.

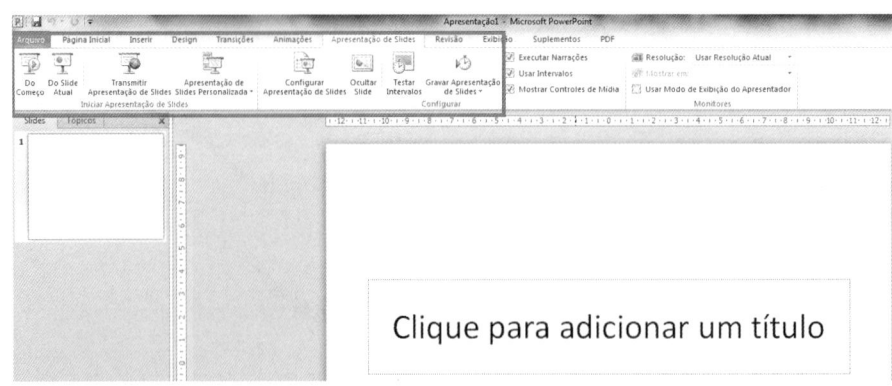

Fig. 23-7. Local para dar início à apresentação. (Ver *Prancha* em *Cores*.)

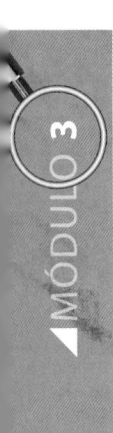

Salvar a Apresentação

- Clicar em Salvar, na guia Arquivo.
- Selecionar ou navegar até uma pasta.
- Na caixa Nome do arquivo, digitar um nome para apresentação e clicar em *Salvar*.

☛ **Dica:** o trabalho deve ser salvo à medida que for sendo confeccionado, pressionando Ctrl+S, para que mantenha as alterações realizadas e atualizadas.

É possível que a apresentação seja disponibilizada sob o formato de código de barras; os interessados podem realizar *download* a partir de aplicativos, como o Google Goggles, em *smartphones* e *tablets* que utilizam o sistema operacional *Android*. Para isto, faz-se necessário o *upload* do arquivo da apresentação em *sites* de compartilhamento *online*, a exemplo do 4shared (www.4shared.com); Como consequência, é gerada uma URL para o arquivo na internet.

Finalmente, seguir os passos abaixo:

- Copiar URL e colar em programa gerador de códigos de barras: Recomenda-se o tec-it (http://www.tec-it.com).
- É produzido um código de barras. Ao ser lido por um *smartphone*, por exemplo, direciona o usuário ao *link* de *download* da apresentação.
- Colocar o código gerado à disposição durante ou após a apresentação no projetor.

Vantagens *versus* Desvantagens dos *Slides*

Tais vantagens e desvantagens são descriminadas no Quadro 23-3.

Quadro 23-3. Vantagens *versus* desvantagens dos *slides*

Vantagens	Desvantagens
Legíveis por grandes audiências	Requer pouca luz ambiente, o que induz ao sono
Fotos mais reais	Requerem mais trabalho de preparação e desenho
Ampla variedade de desenhos disponíveis	O apresentador tende a ficar de costas para o público enquanto fala

CONSIDERAÇÕES FINAIS

- O Office *PowerPoint*® apresenta ferramentas básicas e avançadas para a criação de apresentações em slides.

- Os serviços disponibilizados por este programa de computador promovem maior integração entre o apresentador, a apresentação e o público-alvo.
- O *design* simples e intuitivo desse *software* facilita a sua utilização e é um dos motivos responsáveis por mantê-lo em circulação por mais de 2 décadas.
- Dedicar um pouco de tempo para elaboração do *slide* é essencial para o sucesso do trabalho.
- O ideal são *slides* de cor clara e com informações necessárias e atraentes.
- Evitar piadas, quando não se tem habilidade.

BIBLIOGRAFIA

Office. Tarefas básicas para a criação de uma apresentação do power point 2013 [Internet]. Citado em: 15 Mar 2014. Disponível em: <http://office.microsoft.com/pt-br/powerpoint-help/tarefas-basicas-para-a-criacao-de-uma-apresentacao-do-powerpoint-2013-HA102809627.aspx?CTT=5&origin=HA102809628>

Parker I. *Absolute power point*. The New Yorker, 2001. p. 76-87.

Riegert-Johnson D, Roberts M. Barcoding allows immediate downloading of power point presentations by smart phones. *Medical Education Online* 2011;16.

Rowe N, Ilic D. Poster presentation – A visual medium for academic and scientific meetings. *Paediatric Respiratory Reviews* 2011;12(3):208-13.

Scarsbrook AF, Graham RNJ, Perriss RW. Expanding the use of Microsoft PowerPoint. An overview for radiologists. *Clinical Radiology* 2006;61(2):113-23.

Microsoft PowerPoint. Encyclopædia Britannica. Citado em: 07 Mai 2014. Disponível em: <http://www.britannica.com/EBchecked/topic/1491611/Microsoft-PowerPoint>

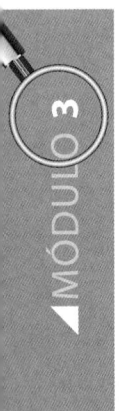

Introdução à Análise Estatística dos Dados

Capítulo 24

Amador García Ruiz Gordejuela ♦ Alessandro Henrique da Silva Santos
Maíra Danielle Gomes de Souza ♦ Helga Wahnon Alhinho ♦ André Teixeira

INTRODUÇÃO

No âmbito da pesquisa científica, a análise estatística é item imprescindível. Por vezes, este assunto parece complexo para iniciantes na carreira científica, sendo necessário aprimorar os conhecimentos sobre metodologia científica e técnicas estatísticas utilizadas para obtenção e análise dos dados.

Assim, o presente capítulo tem por objetivo expor os princípios básicos da estatística em pesquisa científica.

DEFINIÇÃO DO DESENHO DO ESTUDO

O desenho do estudo é definido a partir das características da pesquisa, sendo necessária a definição clara dos objetivos ou das hipóteses que o estudo pretende avaliar.

Exemplo 1

Comparar o grau de depressão e ansiedade em pacientes submetidos à cirurgia bariátrica antes e após a realização do tratamento.

O objetivo deste estudo é verificar se após a cirurgia houve redução do nível de ansiedade e depressão dos pacientes submetidos ao procedimento. Neste caso, apenas "observa-se" o comportamento do nível de depressão e ansiedade nos pacientes.

Este tipo de estudo é chamado de <u>observacional</u>, visto que o pesquisador não aplica tratamentos nos indivíduos estudados, ele somente observa o comportamento.

Exemplo 2

Avaliar se um tipo de cirurgia (tipo A) é mais eficiente do que outro tipo (tipo B).

Neste caso, devem ser separados dois grupos de pacientes, o primeiro receberia um dos tipos de tratamento (forma aleatória), e o outro grupo receberia o segundo tipo. Neste, o pesquisador aplica um tratamento, o que torna o delineamento diferente do que seria realizado no primeiro exemplo.

Assim, temos um estudo chamado de experimental, em que é aplicado algum tipo de tratamento aos seres ou indivíduos estudados.

Exemplo 3

Identificar se determinada pesquisa tem um foco retrospectivo ou prospectivo.

O estudo é retrospectivo quando os dados coletados foram obtidos antes da realização da pesquisa, ou seja, é utilizado um banco de dados que já estava construído ou estava em processo de construção quando se iniciou a pesquisa.

O estudo é prospectivo quando os dados são coletados após a origem da pesquisa.

Além da característica temporal da pesquisa, temos a característica de medição, observando-se qual o tipo de informação coletada. Se os fatores avaliados são subjetivos ou de opinião e serão apresentados no formato de texto corrido (entrevista), o estudo é qualitativo. Se os fatores avaliados serão apresentados por métodos estatísticos, o estudo é chamado de estudo quantitativo.

CÁLCULO DO TAMANHO AMOSTRAL

Este cálculo faz-se necessário para definir o número mínimo de indivíduos que precisam ser estudados para que as conclusões retiradas no estudo sejam representativas de todos os elementos que compõem o grupo avaliado.

Para o dimensionamento amostral existem vários tipos de equações e seu uso depende do tipo do estudo e da variável principal que está sendo avaliada. Como exemplo, são utilizadas as seguintes equações de cálculo de tamanho de amostra:

- Para estudo observacional de uma proporção em população finita.
- Para estudo observacional de uma proporção em população infinita.
- Para estudo de uma média em uma população finita.
- Para estudo de uma média em uma população infinita entre outras.

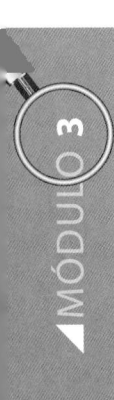

CRIAÇÃO DO QUESTIONÁRIO DE COLETA DE DADOS

Na pesquisa científica, o objetivo é extrair conclusões que são obtidas a partir de um conjunto de informações coletadas dentro da amostra de interesse. Essas informações são chamadas de variáveis, que mudam de valor de acordo com a mudança do ser, pessoa ou fenômeno estudado.

Na construção da pesquisa, as variáveis de interesse são organizadas num mesmo documento, chamado de "questionário de coleta de dados", sendo este o caminho para a obtenção das informações necessárias na realização do estudo.

A criação do questionário, com base em perguntas que envolvam os aspectos que se deseja estudar, segue diversas regras. Estas devem ser respeitadas a fim de diminuir a chance de erro. É conveniente que as perguntas tenham respostas concretas, compondo as variáveis do estudo, facilitando a análise estatística dos dados.

Neste sentido, são observados os seguintes tipos de variáveis:

- *Variáveis quantitativas:* a resposta à pergunta representa um número e divide-se em:
  - Quantitativa contínua: valores com casas decimais, medidas por algum instrumento. Ex.: altura (régua).
  - Quantitativa discreta: representada por números inteiros, sem decimais. São medidas que não admitem frações. Ex.: número de cigarros fumados por dia.
- *Variáveis qualitativas:* não possuem valores quantitativos, são representadas por categorias, classificadas em:
  - Nominais: não são ordenadas, representadas por nomes. Ex.: doente/sadio.
  - Ordinais: ocorre uma ordenação. Ex.: escolaridade (1º grau).
  - Qualitativas dicotômicas: quando as respostas possuem apenas duas opções. Ex.: diabetes melito tipo 2 – Sim ou Não.
    No momento da definição do instrumento de coleta de dados, é conveniente codificar as variáveis qualitativas em números correlativos, atribuindo um número a cada categoria. Nas variáveis dicotômicas, codifica-se a resposta NÃO como 1 e SIM como 2, por exemplo.

DIGITAÇÃO DO BANCO DE DADOS

Após a coleta de dados é necessário realizar a digitação das informações, através de programas específicos utilizados para tal fim, como: EPI INFO®, SPSS®, EXCEL® entre outros.

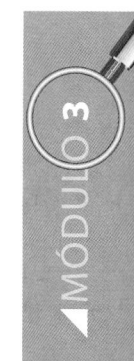

Assim como a criação do questionário para a coleta de dados, a digitação segue regras com o objetivo de minimizar os erros cometidos durante esse processo, sendo indispensável na criação de banco de dados a sua validação, através de:

- Digitação por, pelo menos, duas pessoas distintas.
- Cruzamento dos dados em busca de divergências.
- Correção das divergências no questionário coletado.

ANÁLISE ESTATÍSTICA DOS DADOS

A última etapa da pesquisa científica é a obtenção dos resultados, com o objetivo de responder às hipóteses levantadas durante o planejamento da pesquisa. Para análise dos dados são utilizadas técnicas de análise descritiva, apresentando o perfil dos seres ou indivíduos avaliados. Além desta, existe a análise inferencial que responde às hipóteses do estudo através de testes.

Os testes mais conhecidos são:

Testes de Proporção

- Avalia a prevalência de determinada doença ou comorbidade; possui um determinado valor. O teste de comparação de proporção é utilizado para avaliar se a prevalência de certa doença ou comorbidade em um grupo é igual à prevalência em outro grupo de interesse.
- O teste de *t-student* é utilizado para comparação de duas médias, por exemplo, para avaliar se, em média, a qualidade de vida das mulheres é igual à qualidade de vida dos homens.
- Todos estes testes possuem fundamentos teóricos e são fundamentados na matemática estatística.
- A análise descritiva resume os dados de cada variável em cifras concretas que permitem conhecer a variabilidade e distribuição dos dados recolhidos em cada variável, através dos cálculos.

Variáveis Qualitativas

- *Frequência:* é o número de vezes que se repete em cada categoria, permite calcular a proporção. Ex.: tipos de cirurgia, de 100 pacientes operados, 35 foram *bypass*, duas bandas gástricas e 63 gastrectomia vertical.
- *Proporção:* porcentagem que representa cada categoria. No exemplo anterior: 35% *Bypass*, 2% banda gástrica ajustável e 63% gastrectomia vertical. A soma das categorias deve ser sempre igual a 100%.

Variáveis Quantitativas

- Amostras com distribuição normal:
  - Média: representa o centro geométrico dos valores da amostra, o ponto médio de todos os valores.

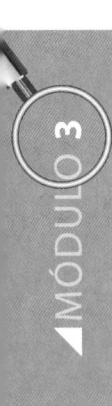

- Desvio-padrão: é uma medida que determina a variabilidade dos valores em torno da média. Mediante este valor, pode-se calcular entre quais cifras encontram-se os 95% dos valores de nossa amostra.
- Amostras com distribuição não normal:
  - Mediana: é o valor que, em uma série ordenada de dados, representa o centro de todos os valores juntos, ou seja, divide a série em dois subgrupos de igual tamanho.
    Ex.: a mediana do grupo (25, 40, 35, 50 e 52) é 35.
  - Amplitude de variação: é a diferença entre o valor máximo e o valor mínimo. Permite definir a amplitude e a variabilidade de amostra.

A estatística inferencial consiste em cálculos para fazer estimativas que permitam identificar as diferenças encontradas e definir se estas são devidas ao acaso ou ao evento estudado. Os resultados dirão se as diferenças são significativas ou não.

Uma diferença estatisticamente significativa quer dizer que os resultados observados em cada um dos grupos analisados não se devem ao acaso, mas sim ao evento que estamos estudando.

Ex.: se quisermos saber se a resolução do diabetes melito após cirurgia bariátrica deve-se ao acaso ou ao tipo de cirurgia realizado, se a diferença é significativa, quer dizer que a resolução do diabetes, após cada tipo de cirurgia, será decorrente da intervenção realizada e não produto do acaso.

As análises estatísticas inferenciais a serem realizadas dependem de:

- Distribuição normal, ou não, das amostras.
- Do tipo de variável (quantitativa ou qualitativa).
- Comparação de duas ou mais variáveis, de dois grupos de estudo.

As variáveis qualitativas são avaliadas com comparação de proporções ou teste do qui-quadrado. Quando se comparam apenas dois grupos, pode-se utilizar também o Teste Exato de Fisher.

Os testes estatísticos mais importantes na avaliação das variáveis quantitativas estão resumidos no Quadro 24-1.

Quadro 24-1. Resumo dos testes estatísticos mais importantes na avaliação das variáveis quantitativas

	2 grupos	Maior que 2 grupos
Amostras com distribuição normal	Teste t-Student	Análises da variância (ANOVA)
Amostras com distribuição não normal	Teste U de Mann-Whitney	Teste de Kruskal-Wallis

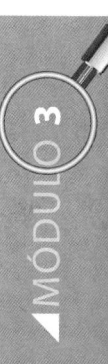

CONSIDERAÇÕES FINAIS

- É fundamental o conhecimento estatístico básico para realização de uma pesquisa científica, mantendo a atenção aos dados coletados, atestando a fidedignidade dos resultados.
- Existem vários procedimentos que podem ser aplicados, no entanto, cabe ao pesquisador decidir qual o mais adequado para a pesquisa realizada.
- Por se tratar de assunto bastante extenso, não é objetivo deste capítulo o aprofundamento na teoria dos cálculos estatísticos em pesquisa científica. Recomenda-se que todo pesquisador se aprofunde neste tema através de cursos e livros específicos.

BIBLIOGRAFIA

Arango HG. *Bioestatística – Teórica e computacional: com banco de dados reais em disco.* 3. ed. Rio de Janeiro: Guanabara Koogan, 2009.

Callegari-Jacques S. *Bioestatística – Princípios e aplicações.* Porto Alegre: Artmed, 2003.

Haddad N. *Metodologia de estudos em ciências da saúde. Como planejar, analisar e apresentar um trabalho científico.* São Paulo: Roca, 2004.

Vieira S. *Bioestatística – Tópicos avançados.* 3. ed. Rio de Janeiro: Elsevier, 2010.

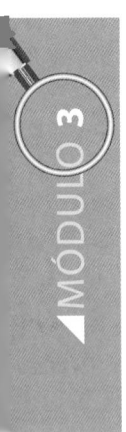

Índice Remissivo

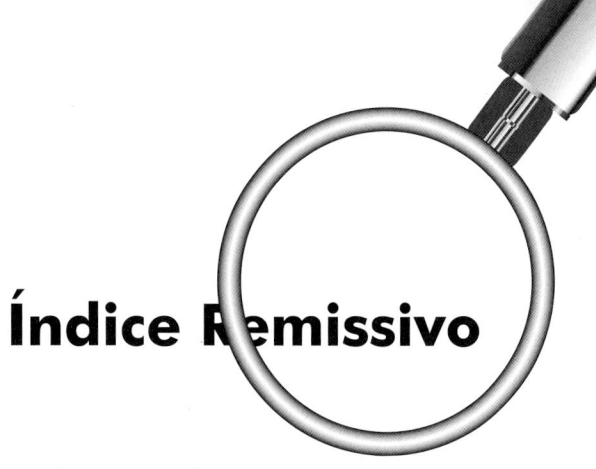

Números de páginas acompanhados pela letra **q** referem-se a Quadros.

A

Abstract, 29
Agências de fomento e apoio à pesquisa no Brasil, 101
  introdução, 101
  pesquisa e desenvolvimento, 102
Análise estatística de dados, 165
  introdução à, 165
    análise estatística dos dados, 168
    cálculo do tamanho amostral, 166
    criação do questionário de coleta de dados, 167
    definição do desenho do estudo, 165
    digitação do banco de dados, 167
Artigo científico
  recusa de
    o que fazer?, 87,91
      informações importantes, 87
        causas importantes para recusa, 88
        como prevenir a recusa, 89
        comunicado de recusa, 90
      introdução, 87
Artigo de revisão, 25
  aspectos teóricos e práticos da produção de um, 27
  etapas da escrita de um, 28

B

Bases de dados
  busca de artigos científicos em, 19
    estratégia de busca, 19
    introdução, 19

C

Colaboração COCHRANE, 23
  plataforma de busca, 23
Comitê de ética em pesquisa, 95
  introdução, 95
    uso e quantidade de animais em pesquisa científica, 96
      como submeter o projeto, 97
      documentos necessários, 97
      envio de notificação, 98
      informações adicionais, 99
      plataforma Brasil, 96
      suspensão de estudo, 99
Como apresentar uma aula de maneira eficaz, 149
  ferramentas necessárias, 149
  introdução, 149
  tempo médio da exposição oral, **152q**
Como elaborar uma aula, 143
  etapas, 145
  interação docente-aluno, 146
  introdução, 143
  material, 145
  planejamento, 143
  roteiro, 144
Como montar uma apresentação em *power point*, 155
  dicas de como os *slides* não devem ser, 158
  introdução, 155
  o que é imprescindível saber, 155
  passo a passo, 158
    adicionar anotações, 161
    adicionar imagens, 161
    adicionar texto, 159

fazer apresentação, 161
formatar texto, 160
inserir novo *slide*, 159
salvar apresentação, 163
vantagens *versus* desvantagens, 163
Conclusão, 31

D
Discussão, 30

E
Edição de imagens, 121
  bioética, 121
  captura de imagens, 122
  captura de tela, 122
  direitos autorais, 121
  editor de imagens, 124
  formatos de arquivo, 123
  introdução, 121
Edição de vídeos
  captura e, 129
Elaboração de projetos de pesquisa, 13
EMBASE
  plataforma de busca, 23
EndNote, 69
Escrita de artigo científico, 51
  estrutura de um artigo científico, 51
    agradecimentos, 55
    conclusão, 55
    discussão, 54
    materiais e métodos, 53
    palavra-chave, 52
    referências bibliográficas, 55
    resultados, 54
    resumo, 51
    título, 51
  introdução, 51
Escrita de tese e dissertação, 39
  elementos pré-textuais, 41
    agradecimentos, 42
    capa, 41
    dedicatória, 42
  elementos pós-textuais, 49
    anexos, 49
    apêndices, 49
    referências, 49
  elementos textuais, 44
    apresentação do problema, 44
    discussão, 47
    materiais e métodos, 45
    resultados, 47
    revisão da literatura, 45
  folha de aprovação, 42
  folha de rosto, 41
  lista de ilustrações, 43
  resumo na língua estrangeira, 44
  resumo na língua vernácula, 43
  sumário, 43
  introdução, 39
  outras ações, 40
  passos iniciais de uma tese ou dissertação, 39
Estudos científicos
  tipos de, 3
    estudo experimental ou de intervenção, 8
      vantagens e desvantagens, **8q**
    estudos observacionais, 3
      analíticos, 4
        ecológicos ou de correlação, 5
          vantagens e desvantagens, **5q**
        transversais, 5
      descritivos, 3
        vantagens e desvantagens, **4q**
    estudos quantitativos *vs.* qualitativos, 10
  introdução, 3
Ética em pesquisa
  comitê de, 95
Evento científico
  elaboração de pôster para, 75
    apresentação de caso, 78
    apresentando o pôster, 79
    cores, 77
    introdução, 75
    impressão, 78
    layout, 77
    texto e fonte, 76
      design, 76

F
Fontes de consulta
  definição das, 27

G
Gerenciamento
  de referências bibliográficas, 67
    endNote, 69
    introdução, 67
    mendeley, 69

I

Imagens
  edição de, 121
Iniciação científica
  importância da, 1
Introdução, 29

L

LILACS
  plataforma de busca, 22
Linguagem científica, 33
  clareza, 33
  estilo e linguagem científica, 34
    abreviaturas, 34
    linguagem formal, 35
    numerais, 35
    tempo verbal, 35
    voz ativa × passiva
  introdução, 33
  objetivação, 34
  precisão, 34
  utilização adequada das regras gramaticais, 34

M

Mendeley, 69
Metodologia, 29

P

Pesquisa e iniciação científica
  importância da, 1
Plágio em pesquisa científica, 115
  características do, 115
  ferramentas e atualidades, 117
  introdução, 115
  legislação brasileira, 116
    retificação, 116
  origem da palavra, 115
  tolerância zero, 117
Pôster
  elaboração de
    para evento científico, 75
Projeto de extensão, 109
  introdução, 109
  o que é?, 109
  pontos relevantes, 109
    como armazenar e compilar dados, 112
    como construir um projeto, 110
    como divulgar um projeto de extensão, 12
    como elaborar os relatórios parcial e final?, 112
    como escolher o público-alvo, 110
    como mostrar a importância da relação ensino-pesquisa-extensão, 111
    como organizar a equipe de execução, 111
    como organizar o cronograma de atividades, 111
    como solicitar recursos e prestar contas, 111
    como submeter um projeto a um edital, 110
    limitações e obstáculos, 112
    o que escrever na fundamentação teórica, 110
    o que escrever na metodologia, 111
    qual a justificativa do estudo, 110
    quais objetivos e metas, 110
Projetos de pesquisa
  elaboração de, 13
    contextualização, 15
    criando um desenho de estudo, 17
    cronograma, 17
    hipóteses da pesquisa, 15
    introdução, 13
    itens para escrever, 13
    marco teórico, 16
    metodologia da pesquisa, 16
    objetivos gerais e específicos, 16
    passos para o desenvolvimento, **14q**
    pergunta norteadora e foco, 15
    referências bibliográficas, 17
    revisão de literatura, 17
    sumário, 16
    tema, 15
      justificativa do, 15
    título, 15
PubMed
  plataforma de pesquisa, 20

R

Recusa de artigo científico
  o que fazer?, 87
Referências, 31
  bibliográficas
    gerenciamento de, 67
Resumo e *abstract*, 28
Revisão da literatura
  e artigo de revisão, 25

aspectos teóricos e práticos da produção, 27
introdução, 25
tipos de revisão mais utilizados, 25
  integrativa, 26
  metanálise, 26
  narrativa ou tradicional, 25
  sistemática, 26
ou resultados, 30
Revisão sistemática e metanálise, 59
  diferença entre, 64
  introdução, 59
  revisão sistemática, 59
    etapas da, 60
Revista científica
  submissão de artigos em, 81
    caminhos para a publicação, 81
    cover letter, 83
    escolhendo uma revista, 82
    submissão, 83
      checklist para, 84
    introdução, 81
    revisão de artigos, 84

S

SciELO
  plataforma de busca, 21

T

Tipos de estudos científicos, 3
Título, 28
Trabalho científico
  em congressos
    submissão de, 71
      informações importantes, 73
      introdução, 71
      passo a passo, 71
        elaboração do resumo, 72
        modalidades de apresentação, 72
        modelo de resumo, 72

V

Vídeos
  captura e edição de, 129
    fontes de, 131
      endereço eletrônico, **131q**
    formatos de vídeo, 132
    introdução, 129
    original, 130
    programa para a edição, 132
      dicas de edição, 140
      exemplo de edição de vídeos, 133
      princípios básicos de edição, 133
      salvar e compartilhar, 140